Restorative Yoga for Life

A Relaxing Way to De-stress, Re-energize, and Find Balance

腰痠背痛
的人最需要的
修復瑜伽

每天10分鐘舒緩下背痛、肩頸僵硬，
終結所有身心疲累

Gail Boorstein Grossman

蓋爾・布爾斯坦・格羅斯曼 ── 著

劉佳澐 ── 譯

高寶書版集團

獻給

我的母親和我的阿姨，
她們每天都激勵我成為像她們一樣美好的人。

第三部分 **序列**

序言

　　剛開始練習瑜伽時，我仍在做一個跟現在完全不同的工作，我每天通勤到大城市上班，回到家還要照顧兩個小孩。後來我的針灸師鼓勵我去練習瑜伽，他説瑜伽有助於治療我的淋巴結腫大問題。本來我只是去看一般的醫生，那位醫生告訴我淋巴結腫大沒甚麼好擔心的，但我還是坐立難安。直到我知道這世界上還有更好的方法，能讓你與你的自我建立聯繫，並且讓自己感覺一天比一天還要好。而瑜伽就是這樣。當時我開始每週上課一次，比較符合我每周的行程安排。但我很快開始發現，只要我疏於練習，我的身體就會感覺沒那麼好。就是那時候開始，我慢慢學習成為一名瑜伽老師。

　　本書中分享的許多知識都是我的老師們傳授給我的，從古至今，瑜伽就是像這樣被分享傳遞下來。現今修復瑜伽這個領域有許多知名的老師，但最知名的一位也許就是我的老師朱蒂絲·拉薩特。1995 年她撰寫了《放鬆與修復》一書，對於瑜伽學生與瑜伽老師都有莫大的幫助。朱蒂絲每年在她的放鬆與修復課程中培訓數百名瑜伽老師，她是一位鼓舞人心的老師，因為她是一位真正的瑜伽生活實踐家。透過瑜伽，她不僅多次治癒了她自己，也幫助了許多人。她也不只是一位瑜伽老師，同時也是一位物理治療師，她擁有如此豐富的知識，我非常幸運能跟隨她學習。正因為朱蒂絲與人們分享她的瑜伽修習，也因為她深信這就是她的人生志業、她的「法」（梵文為 dharma），許許多多的人便得以從這種美好的治癒實踐中受益。

　　我也很幸運能跟隨溫寇拉老師學習，溫老師是朱蒂絲的長期助手，她對修復瑜伽的熱誠，也讓我更加喜愛它所帶來的諸多療癒效果。我希望將

這些瑜伽姿勢分享給你，讓你了解如何從修復瑜伽中獲得最大的幫助。很高興你選擇了解更多有關修復瑜伽的知識！

　　至於我為什麼會寫這本書呢？為什麼我決定與你分享修復瑜伽的知識呢？其實這並不是我刻意為之。有時候，生活就是那樣，事情就這麼不斷地發生，然後你才注意到你早已經正在實踐了。我也就是這樣成為一名瑜伽老師的，還開了一間瑜伽工作室，然後與我的學員們一起練習、一起進步。這本書之所以出現，是因為時候到了。修復瑜伽越來越廣為人知，也有越來越多像我這樣的人正分享著修復瑜伽的知識，好讓人們的身體和心靈都感覺越來越好！感到舒適可說是我們的「基本人權」呢。本書也包括了許多與修復瑜伽相關的額外資訊，你剛開始練習時，可能不會想知道那麼多，但當你準備好了，書中的知識隨時都在那裡等著你。希望你享受這趟旅程。

概述

「這世界上僅有一處是你絕對能夠使之進步的，那就是你自己。」

——英國作家 阿道斯·赫胥黎

你可能本來就已經定期做一些瑜伽練習，或者你從來沒有做過瑜伽。如果你很少練習或者從來沒有做過瑜伽，這本書將能提供你一些瑜伽的基本知識，尤其是修復瑜伽的相關資訊。如果你很熟悉瑜伽，這本書則可以幫助你更深入地認識修復瑜伽是什麼，以及它與「一般」的瑜伽不同之處在哪裡。你還可以進一步了解修復瑜伽的深層治療效果，以及它們將如何增強你的身體保健。但無論你是初學者還是經驗豐富的瑜伽修習者，你都會發現修復瑜伽十分有益於你的身體，可以讓你延年益壽，並過得舒適。最棒的是，修復瑜伽的動作每個人都做得到，而且每個人都應該練習。既然你只有一個身體，你就該用最好的方式對待它！

所以什麼是修復瑜伽呢？

- 它是瑜伽嗎？
- 是一種治療嗎？
- 能讓人充分休息嗎？

答案是，以上皆是，而且還有更多益處！

大家都知道，現代生活的高速節奏給我們帶來許多健康上的問題，這些問題大部分的根源都是壓力。修復瑜伽著重於消除壓力。它的功效與其

他更動態的瑜伽風格類似，但會以更深的層次運作。相較於一般更動態的瑜伽姿勢，修復瑜伽每個姿勢都會維持較長的時間，因此能讓這些姿勢的效果有時間進入你的身體系統，甚至包括了你的思緒，進而為你的身體和心靈健康帶來重大的轉變。修復瑜伽已經變得越來越受歡迎，而且它絕對有受歡迎的理由！

在本書中，你會找到許多練習修復瑜伽所需的一般知識、姿勢和序列。所有的資訊都簡單易懂。在本書的第一部分中，你將認識修復瑜伽的歷史、它的益處，以及當你自己在家或任何地方練習時，所需要準備的輔具。第二部分則為你提供實際練習姿勢時，所有的詳細步驟。書中列舉的每個姿勢都包含如何完成動作的詳細指示，這是很重要的，因為修復瑜伽的姿勢通常比「一般」的瑜伽姿勢更複雜，完成姿勢的時間也更長。你也會找到呼吸法和觀想練習的說明，這些資訊可以運用在任何類型的瑜伽練習上。所有瑜伽練習均是從呼吸法開始活絡身心，修復瑜伽當然也不例外。跟隨著本書第二部分進行任何姿勢練習時，請記得這些呼吸法和觀想技巧。而在本書第三部分中，你可以學習到針對各種常見健康問題的修復瑜伽序列。修復瑜伽溫和的療癒方式，已經一次又一次地證明了能有效幫助人們恢復健康。你也會學習到如何編排自己的姿勢序列。

因此，無論你是剛開始練習瑜伽、經驗豐富的瑜伽修習者或者只是對修復瑜伽感到好奇，這本書都是一個非常好的開端！就讓我們開始吧！

第一部分

什麼是修復瑜伽？

「痊癒要靠時間，但有時也要靠方法。」
——古希臘醫學之父 希波克拉底

瑜伽有許多不同的風格，從古至今，瑜伽大師們設定了許多不同的練習目標，因而產生了這些不同的風格。至於什麼是「修復瑜伽」呢？本書的第一部分將為你介紹這一門新的瑜伽型態，並追溯它的由來。你將認識許多修復瑜伽對身體及心靈的好處，這些好處使修復瑜伽變得越來越普及。你也將了解如何運用修復瑜伽讓你的身體變得越來越好，並透過它促成你內心的平靜和更愉快的生活。對修復瑜伽僅有基礎的認識是不夠的，你還需要時常探索瑜伽的哲學、盡量做更多相關練習，並學習更多與瑜伽有關的知識。尤其對阿育吠陀（印度生命科學）與身體的脈輪系統有一些了解，可以幫助你更深入地認識你的身體。在開始之前，一定要仔細閱讀本書第一部分的所有資訊，修復瑜伽有許多值得學習的知識！

第一章

修復瑜伽的歷史

「對於你的內在世界，要抱持著與對外在世界同樣程度的關注。
當你整頓好內在，外在發生的事自然就會順遂。」

——作家及演說家 艾克哈特·托勒

你或許知道瑜伽有許多不同的風格。如果你是一個喜歡在運動時出汗的人，你可能會想練習一些更動感的瑜伽，例如阿斯坦加瑜伽或強力流動瑜伽，又或者是畢昆熱瑜伽，由於在非常熱的房間裡練習，會讓你汗流浹背。如果你喜歡溫和的瑜伽風格，那麼你可能會想練習和緩的瑜伽，例如哈達瑜伽、克利帕魯瑜伽或艾揚格瑜伽。這些練習也可能讓你出汗，但不致於到汗流浹背的地步。

在這一章中，你將學習到相對來說型態較新的「修復瑜伽」，其獨特之處在於利用輔具，幫助你保持姿勢一段時間，而非快速地變換動作。畢竟，瑜伽不僅僅是體能的鍛鍊，它既是一門生活的哲學，也是一種身體姿勢的練習。瑜伽不只能增加你的韌性和力量，還能幫助你平靜心靈，並讓你與自我產生更深刻的聯繫。那麼，「修復瑜伽」有什麼特別之處呢？讓我們繼續閱讀下去。

什麼是修復瑜伽？

修復瑜伽是一種非常放鬆的瑜伽練習方式。它是一種和緩的修習，而不是動態的運動。不同於動感的瑜伽著重流暢的連續動作，在修復瑜伽中，每個姿勢都會停留五到二十分鐘。這段時間裡，你將由瑜伽毯、瑜伽磚或瑜伽枕支撐著，讓身體維持在同一個「形狀」中。這些姿勢源自於阿斯坦加瑜伽、流動瑜伽或艾揚格瑜伽等更動態的瑜伽動作，例如後彎、前彎、扭轉或倒立。當你處於這些姿勢時，你完全被支撐在特定形狀中，而這些形狀將有助於你達到預期中的良好功效。它能打開你的肺、釋放你下背部的壓力，還有許多在第二章中即將提到的好處，而且能幫助你舒緩，達到完全放鬆。

任何形式的瑜伽，都有其中一部分的練習，是在學習如何放下自我。修復瑜伽也是一樣。瑜伽教導耐心、奉獻和信念。當你在練習過程和生活中應用所學，你的頭腦便能更好地適應日常的壓力，並與你的身體和諧相

處。修復瑜伽會讓你的身體和精神獲得平衡，進而開始與彼此「交談」。練習這種風格的瑜伽時，你會進入深度放鬆，你將放下身體長期習慣的模式，並找到平衡狀態，如此一來，你的身體便得以痊癒。這個過程就像是栽培一朵花。你先找到了好的土壤（也就是基礎），再加上陽光和水，就能開出美麗的花朵。而你就是那朵花，你需要一個合適的環境，讓你能夠慢慢綻放，並成為最好的你。修復瑜伽正是這個合適的環境。

我們經常忘記，有時也是需要花時間放鬆的。我們不該只是忙著做事，而是要享受自己的存在。如果你認為自己無法放鬆，那麼你比想像中更需要修復瑜伽。與冥想練習一樣，訓練內心平靜也需要時間。事實上，有些人認為修復瑜伽是所有瑜伽練習中最困難的一種，因為保持靜止是如此不易。你的身體可能處於休息狀態，但這並不意味著你的內心也是！當你的內心又開始波動，你就要做好準備了。這時你要提醒自己去尋找平靜，提醒自己練習瑜伽的目的。你可以將這個過程想像成訓練一隻小狗，你叫牠坐下、坐好，但牠一會兒又開始動了，你便會重新開始，讓小狗再試一次。這一次牠可能會靜止稍微久一點，直到牠終於坐定，直到你告訴牠可以動了。修復瑜伽讓我們練習靜下來的能力。而這樣的耐力是我們每個人都需要的。

每天練習一次修復瑜伽能達到最好的效果，即使每周練習一次，依然能帶來一些益處。修復瑜伽也能融入一般的瑜伽練習中，為更積極的鍛鍊和生活方式帶來更棒的平衡。我保證，一旦你抓到了修復瑜伽的窾門，你就會完全愛上它！

瑜伽知識

瑜伽通常由老師教導，尤其初學者更要特別注意。如果你沒有人帶領，先諮詢醫師是較明智的選擇。本書無法取代醫療專業！

修復瑜伽是從何開始的？

現在你已經知道什麼是修復瑜伽了，了解修復瑜伽的起源也是很重要的。修復瑜伽源自 1937 年，由印度浦那的瑜伽大師艾揚格開始發展。

艾揚格跟隨他的老師兼姊夫奎師那阿闍梨修習瑜伽。艾揚格年輕時體弱多病，而瑜伽幫助他恢復健康。他迅速成為老師的愛徒，並在瑜伽比賽中超越了奎師那阿闍梨的另一位高徒。當時，舉辦瑜伽比賽是非常稀鬆平常的事，老師會向人們展示學生修習的瑜伽技巧，並教導大眾練習瑜伽。艾揚格需要找出一些能夠幫助他治療身體並恢復健康的姿勢，因此發展出了修復瑜伽。

艾揚格十八歲時開始擔任瑜伽老師。教學期間，艾揚格注意到他的學生們動作十分緊繃，很容易導致受傷及疼痛。當人們初次接觸瑜伽時，比較傾向於以輕鬆不費力的方式進行。傳統瑜伽的練習者則往往想要自我挑戰，且經常企圖以快速的方式進步，這往往會造成受傷。艾揚格在他的課堂上所注意到的正是這一點：人們因為求好心切而導致受傷。雖然在鍛鍊身體的過程中無法完全避免疼痛，但誰都不希望受傷。修復瑜伽的理念與其他更動態的瑜伽風格不同，它十分獨特，練習修復瑜伽時，你將以更溫和的方式進步，且不會有任何好勝的心態在其中。練習修復瑜伽，你將學會「沒有疼痛，就是收穫」。

這樣的想法讓艾揚格決定將輔具融入到瑜伽練習中，幫助修習者在無壓的狀態下修正和完成動作，並以有益健康的方式，讓人們從受傷、過勞和疾病中恢復。輔具，顧名思義即是瑜伽枕、瑜伽磚、椅子、牆面及瑜伽毯，這些工具都能將你支撐在固定位置，並幫助你在一段時間內，保持有助於治療的姿勢。修復瑜伽的動作即是起源於艾揚格瑜伽的傳統，以輔具幫助學生，讓他們在任何時刻都能準確地完成最適合身體的特定姿勢。一段時

間之後，艾揚格前往西方國家教學。人們逐漸了解瑜伽的益處，便從世界各地聚集而來與他一起修習。現今，艾揚格將他的瑜伽風格傳承給一些經他認證的老師，並由這些老師在他們自己的國家中繼續流傳和教導下去。

直到艾揚格去世前，人們都還會前往印度向他學習，藉此從受傷及身心病痛中痊癒。雖然他並未開設課程，但仍與學生一起進行醫療座談。本書撰寫期間，艾楊格正好年滿 95 歲 。他的兒子普拉尚特、女兒吉塔與孫女阿比加塔，都承襲了他的教學。

瑜伽有著悠久而豐富的歷史，而身在西方國家的人們才剛開始理解而已。本書所介紹的資訊將幫助你認識與練習瑜伽，並希望能激勵你更加了解它的歷史和哲學。修復瑜伽是一種相對較新式的瑜伽風格，也越來越受歡迎，因為它能有效地抒解快節奏生活所帶來的弊病。它能讓身體真正感受到靜止的治癒力，這正是練習瑜伽和冥想的核心。然而，實作才是真正的第一步。這也正是你閱讀本書的原因，讓我們繼續讀下去！首先，一起來看看修復瑜伽的益處吧。

第二章

修復瑜伽的益處

「到頭來，真正重要的不是生命中的歲月，而是歲月中的生活。」

——美國總統 亞伯拉罕·林肯

説起修復瑜伽最大的優點，大概就是它幾乎讓人找不出缺點吧。如果你正承受壓力、經歷創傷、受傷或病痛，修復瑜伽能幫助你痊癒。如果你像一般人一樣，每天都有日常的壓力，希望能維持身體良好的感受，這些練習將會有助於你維持健康。畢竟，每個人都希望能感到放鬆，並能回歸最初始的狀態，這正是練習瑜伽的主要目標，也是值得我們在生活中去達成的目標。

我們知道，內在和外在會相互影響，最終造成身體的不平衡。修復瑜伽是一種自我發現的過程，透過創造心靈覺察與探索肢體極限，幫助身心靈達到平衡。當你越來越熟悉自己的身體，也會更加理解你的內心，進而找出你的癥結點。

在本書的第三部分中，將帶領你找出特定姿勢，有助於療癒受傷、疾病和各種情緒問題。但在你開始練習這些姿勢之前，先讓我們進一步了解瑜伽的益處，以及修復瑜伽能幫助你達到的平衡。一起繼續閱讀下去吧！

瑜伽知識

瑜伽的「八支哲學」又被稱為「阿斯坦加」，阿斯坦即是「八」，而坦加則是「支」，別將八支哲學與帕達比·喬艾斯大師創始的「阿斯坦加瑜伽」混淆了。八支哲學最早由古印度聖哲波顛闍利在數百年前提出。

概觀瑜伽

在開始認識修復瑜伽的具體益處之前，我們也要知道，任何類型的瑜伽其實都可以幫助你達到身體和心靈的平衡。瑜伽可以被比喻為一株樹，從最底部的樹根到最頂端的樹枝共有八個部分，這株樹是數千年來古老瑜伽修行者的智慧和知識結晶，而每個部分則是一組修習瑜伽的指導方針。第一支與第二支，分別是「持戒」與「內修」。當這兩組字一起使用時，也可以指瑜伽「十誡」，它們提供了道德與倫理的準則，讓我們得以學習

如何與他人共處，以及如何自律。第三支為「體位法」，這之中包含了許多瑜伽的修習姿勢。第四支「調息法」，教導了瑜伽的呼吸技巧。前四支能夠幫助我們找出自己立足於這個世界的方式，包含了我們的處世態度、如何與他人互動，以及如何有效地管理自己的身體狀態。

　　需要注意的是，不能將修習瑜伽當成一段按部就班前進的單調進程，而是要讓自己經常探索內心世界，藉以影響我們的外在世界。接下來的四支分別是：「感官收攝」、「心靈集中」、「禪定」和「三摩地」，正是要鍛鍊我們的內心世界變得更加完善。「感官收攝」意思是要從感官中退出，這讓我們學習到，當我們從外在世界的感官刺激中收回注意力時，我們將能更接近自我，並對自己有更清晰、更客觀的認識。這會帶來更好的專注力，也就是下一支「心靈集中」的學習重點。在資訊爆炸的時代，人們的生活充斥電子產品，很難集中注意力。然而一旦我們學會專注時，我們便能重新訓練大腦，重新取回對自己大腦的控制力。這種完美的專注，能使你提升到冥想或「禪定」的經驗之中（心靈集中和禪定經常被混淆，事實上，你必須先熟練心靈集中的技巧，才能夠達到真正的禪定）。最後一支是「三摩地」。當我們學會了瑜伽所有的心靈和身體層面，我們就能夠體驗到一種幸福完滿的感受。雖然在瑜伽的文字描述中，有各式各樣對於「幸福完滿」的定義，但簡而言之，這種幸福完滿是一種流動的感受，你將被包圍在這股感受之中，忘卻周遭的紛擾。現在你對瑜伽的智慧已經有了更多的認識，接著來看看修復瑜伽能為你的身心靈帶來什麼樣的益處。

瑜伽知識

在沒有完善地修習瑜伽八支之前，是否有可能達到「三摩地」的完滿境界，各個派別有不同的論點。從譚崔派的觀點來看，世間的一切都是相互關聯、相互連結的，因此，確實是有可能透過其他方式直接達到「三摩地」。而從吠檀多派的角度，「三摩地」需要循序漸進的過程，因此無法直接達成。

對身體的益處

其實，我們在日常生活中做的許多事都會導致身體不平衡。無論是實質或非實質的活動，只要每日重複，便很容易讓我們的身體失衡。事實上只要你開始動作，就有可能使你的身體偏離正軌。活動力較高的人通常很容易造成身體不平衡，因為他們經常過度使用自己的身體，例如高爾夫球選手往往有背部和手臂的問題。我們每天做的簡單動作也可能導致失衡，例如：媽媽們如果常常用單手抱著嬰兒，便容易有背部的問題。然而，就算你完全都不移動，你的身體也會失衡。活動力較低的人，通常是因為「過度不使用」而導致身體受傷，例如：久坐在辦公桌前會導致聳肩和頸部肌肉僵硬。

對於那些身體有中度到重度損傷的人來説，無論這些損傷從何而來，身體活動都是非常困難的。假如患有肩旋轉肌群撕裂傷、肌腱撕裂傷，或得了網球肘（正式名稱為「肱骨外上髁炎」），這些身體受傷的人幾乎不可能練習傳統瑜伽。而對於關節炎或四肢神經病變等慢性病患者來説，運動也令他們非常難受。然而，修復瑜伽有助於抵消這些運動傷害，並恢復身體原有的平衡。練習修復瑜伽對身體非常有益，因為它是一種和緩而非動態的練習，以無壓的姿勢，幫助你修復身體和心靈。即使你平時沒有練習瑜伽的習慣，偶爾練習修復瑜伽也能促進你的身體健康。大部分的人都未曾花時間讓自己的肌肉休息和恢復，我們不停地使用著身體，直到有一天身體向我們發出警訊！修復瑜伽也可以預防我們在日常生活中無意間傷害了自己的身體，它能很好地放鬆過度使用的肌肉。在本書的第三部分中，你將學習到修復瑜伽的一系列姿勢，有助於治癒特定的身體傷害和撫平情緒。以下是概括來説修復瑜伽對身體的益處：

• **術後恢復**：由於修復瑜伽是非常寧靜的，你將在練習時恢復能量，幫助

你痊癒。一些特定的動作和姿勢也可以幫助你從一些手術中恢復。

- **預防疾病**：修復瑜伽有助於預防許多疾病，例如心臟病和糖尿病。由於修復瑜伽的一些特定姿勢能降低身體的壓力荷爾蒙（正式名稱為「皮質醇」），對身體非常有益。身體一旦放鬆，便能讓壓力荷爾蒙降低，也能降低血壓以及血糖。

- **緩解女性生理問題**：修復瑜伽對於懷孕、月經和更年期問題也十分有修復效果。更年期的症狀都與荷爾蒙濃度變化有關，修復瑜伽可以幫助保持荷爾蒙平衡。而月經不僅與荷爾蒙有關，還會產生腹脹、痙攣等問題，經常引起身體不適。而修復瑜伽和呼吸技巧對於改善肌肉功能也非常有幫助。

- **帶給你更多能量**：人們經常低估休息的重要性。事實上，大多數人平時都睡眠不足，還經常試圖透過喝含有咖啡因的飲料來提神，但這反而引發夜晚無法入睡等問題，成了一個惡性循環。練習修復瑜伽可以放鬆神經系統，為身體創造一種休息狀態，但並不是真的睡著。一個簡單的姿勢，例如靠牆抬腿二十分鐘（無論使用瑜伽枕與否），可以讓你感覺更加充滿活力！

除了以上益處，修復瑜伽還可以幫助身體減少緊張和疼痛感。

瑜伽知識

你可能聽過「椎間盤突出」，常見的徵兆有椎間盤脫出或凸起。當椎間盤突出超過正常範圍時，就會對脊髓或神經施加壓力。這種椎間盤位移引起的疼痛，可能從背部一直向下延伸到足部，或從頸部往兩側延伸到手臂。若出現椎間盤突出徵兆，盡量不要練習過度使力的瑜伽，但修復瑜伽是有幫助的，你可以選擇在身體能承受的範圍之下進行練習。

關於疼痛

疼痛是很好的老師。當我患有椎間盤突出時，我不斷告訴自己：「症狀肯定其來有自。」而事實的確如此。在康復過程中，我研究許多關於椎間盤突出的知識，並學習如何透過修復瑜伽來治療，後來也將這些寶貴的第一手知識傳授給我的學生們。疼痛是很好的老師，它也使我成為了一名更好的瑜伽老師。

很多時候，你身體疼痛的地方實際上並不是病因所在。當你為自己制定修復瑜伽的練習計劃時，理解這一點是很重要的。修復瑜伽的好處是，它對維持整體健康非常有效。當你整頓好「整體」，「部分」的問題也都一併解決了。修復瑜伽經常可以治癒特定部位的疼痛，卻不需要針對該處疼痛制定特定的方法來治療。

受傷與疾病會引發你身體的「痛苦」，這是你無法控制的。然而，你如何處理或回應你所感受到的疼痛，這是你可以控制的。別讓疼痛控制你！你比你所知道的更具力量。如果你能學會如何減少你的「疼痛反應」，也就是你的感受、你對疼痛的想法和情緒、你對疼痛的應對機制等等，你就可以讓痛苦降低到你所能夠控制的範圍內。一旦你展開應對疼痛的練習，你就能以更好、更健康的方式處理疼痛。此外，當你認真探究反復發作的疼痛根源或起因，認真去了解疼痛為何惡化，並認真去解決這些根本原因時，你便會開始真正地痊癒。修復瑜伽可以成為你痊癒的關鍵。修復瑜伽將透過教導你如何真正地放鬆和放下，幫助你學習減低你的疼痛反應，並在你與疼痛間建立一種新的治療關係。

對心靈的益處

舒適的環境能讓我們的身體健康茁壯。舒適，意味著更少的緊張和壓力。當我們少了緊張和壓力，我們的身體就會感到更安逸，心靈也能更加

寧靜。一種疾病有可能引來更多疾病，並可能導致身體更多的問題，而修復瑜伽可以幫助你療癒和預防這些問題，例如心臟病、肥胖、頭痛或癌症等等。當你花時間練習修復瑜伽時，你可以從這些疾病所引發的身體症狀中恢復過來，更棒的是，你可以避免這些身體問題變成其他的疾病。怎麼做呢？那就是透過修復瑜伽對心靈的幫助來達成。

瑜伽對心靈的益處族繁不及備載。例如，它能建立正念，讓你為生活作出更好的選擇，並因此過得更快樂，也能增加你的耐心，讓你的人際關係變得更好，還有許許多多的益處。修復瑜伽能帶來的好處和其他類型的瑜伽大致相同，但透過其中一些特定的練習姿勢，能為你的內心帶來更多獨特的幫助。由於這些姿勢（第五章中將會討論到）會維持較長的時間，你便能藉此專注衡量自己的身體狀態。這些姿勢會帶給你一段平靜的時刻，好讓你探索你身心靈之間的連結。在這段時間內專注於你的呼吸（第四章中將會討論到），會具有非常好的療癒效果，也可以舒緩壓力。

> **瑜伽知識**
>
> 如果你為焦慮所苦，表示你太過著重未來，卻未關注現在。你可能會出現心悸和其他身體症狀。修復瑜伽幫助你立足於當下，但記得不要做過度後彎的動作，因為這個動作可能會增加焦慮。

減壓

焦慮是現今社會常見的心理疾病，使肌肉隨時處於「高度警覺」狀態，並導致肌肉變得緊張和不靈活。修復瑜伽能給予你的是一個真正解除身體緊張的機會。最重要的是，它使你有機會「檢視」自己的身體，你將能與自己的身體重新連結，並重新獲得對自己思緒的掌控力。

在這個繁忙的社會中，人們的壓力時時處於最高水平，以致於產生疾病。有許多研究顯示，人們在緊張時更容易生病。我們都知道壓力常會導致暴食與隨之而來的相關疾病，例如體重增加、減少、腸胃潰瘍等等。壓

力更是三分之一相關疾病患者，罹患高血壓的原因。我們也知道，心理壓力會造成焦慮和神經系統紊亂。壓力大大損害了人們的身心健康。

赫爾伯特·本森醫師是美國麻省的一位心臟病專家，他在麻省總醫院創立了本森亨利身心醫學研究中心，他研究了「放鬆反應」，去了解當心靈意圖使身體放鬆時，身體會如何做出反應。這種「放鬆反應」的研究讓我們了解到，像修復瑜伽這類的減壓技巧練習，可以帶來許多益處。修復瑜伽會作用於副交感神經系統，透過一系列特定的姿勢，能增強你需要增強的部分，並鎮定你需要鎮定之處。讓自己平靜下來遠比緊張或激動要困難得多，但練習修復瑜伽可以有效地創造美好的寧靜狀態。在本書的第二部分中，將帶你認識如何透過輔具的幫助，練習所有姿勢和呼吸技巧，藉以達到這種美好的寧靜。

眾所周知，瑜伽是一種身體活動。與其他形式的身體活動不同，瑜伽的每一種姿勢都自有一套學問與方法。這本書希望能夠讓你明白瑜伽的運作。在你展開練習前，先去理解為什麼要練習這些姿勢，是你獲得並保持健康最好的方法，對你十分有幫助。

能量的平衡

修復瑜伽的核心是使能量在身體中達到平衡。當身體處於平衡狀態，就能恢復健康。在東方傳統中，有許多方法可以平衡這些能量。「阿育吠陀」和「脈輪」，是在理解和練習修復瑜伽時，最常見的兩種系統和哲學。當你嘗試練習本書第二部分和第三部分中的一系列姿勢時，這兩者都十分重要。以下是這兩個系統的簡單概述。

阿育吠陀

阿育吠陀意思就是「生命科學」，是印度教累積數百年的知識與智慧

結晶。阿育吠陀療法是一種古老的習俗，與中醫一樣，它是一種整體的療法。運用阿育吠陀療法的智慧，將人看作一個「整體」來進行治療，藉以根除病痛的來源，而不僅僅是用「頭痛醫頭、腳痛醫腳」的方式來治療症狀。

就像瑜伽一樣，阿育吠陀尋求身體平衡，最終達到健康圓滿的狀態。在阿育吠陀的智慧中，每個人體內都具有不同狀態的「督夏」，「督夏」意即組成宇宙萬物的能量。督夏中又有瓦塔（風型）、披塔（火型）和卡發（水型）三種能量組合，每一種都有各自的特質。當這三種能量組合平衡時，人就會處於健康狀態。而當「督夏」失衡時，就會產生疾病。雖然每個人身體中都有這三種能量組合，但其中一種組合往往會占主導地位，這就是每個人的「體質」。了解「督夏」的特質，並評估你的個人體質，將有助於你擬定出一個更適合你的修復瑜伽練習計畫。如果你有其中一種能量失衡，就去練習某些相應的姿勢來重新恢復平衡。大多數人身體都是失衡的，體質中多半會有其中一種能量特徵特別強烈。學習阿育吠陀的原理，也非常有助於治療失衡。

以下是對構成體質的「督夏」更深入的描述。三種督夏都可以透過修復瑜伽的練習來達到平衡。每個姿勢都能有助刺激、舒緩或平衡這些督夏。你將在本書的第二部分中學習到每個姿勢更詳細的要點。

- **瓦塔（空氣元素）**：瓦塔，也就是風型，是較不穩定的體質，也較容易失去平衡。當能量處於平衡狀態，人們會較具有創造力，但當它失去平衡，人就會變得陰晴不定。風型體質不平衡的典型徵兆有焦慮、暴飲暴食、排氣、腹脹、便秘和肌膚乾燥。
- **披塔（火與水元素）**：披塔，也就是火型，它的元素與人的消化系統、身體熱能和體內變化有關。擁有火型體質的人通常較為聰明敏銳。他們經常是工作狂，能量失衡的時候，他們就有可能變得尖酸刻薄。火型體質的人容易罹患潰瘍或身體發炎，也容易出血、瘀傷或高血壓。

- **卡發（水與土元素）**：卡發，也就是水型，是一種較為穩定和放鬆的體質。水型體質的人體重通常較重，但是十分穩定、平靜和強壯。他們往往是貼心、充滿愛心和樂於幫助他人的人。但如果能量失去平衡，他們可能會變得遲緩、缺乏動力。 糖尿病和抑鬱症可能是他們失衡時較常見的問題。

　　將阿育吠陀的概念應用於修復瑜伽是非常有幫助的，你將在本書的第二部分中學習到各個姿勢特定的圖示，這些姿勢將有助於你平衡體質。在你嘗試將阿育吠陀的智慧納入你的修復瑜伽練習之前，你需要先確定你的體質，並更全面地了解「督夏」的更多相關知識。最好的方法當然是去給了解阿育吠陀的醫生作診斷，你也可以到以下網址進行線上測驗，評估你的體質中是由哪一種能量組合主導，以便找出最適合自己的練習姿勢。網址為：www. banyanbotanicals.com/constitutions。

脈輪

　　「脈輪」聽起來很深奧，但當你了解其中的學問，你就能學會如何平衡你的能量。脈輪，顧名思義是「轉輪」，是能量的中心，一共有七個。如下圖所示，七個脈輪在我們的身體中上下運行。

　　每個脈輪掌管一個部分的身體功能，也影響我們的心理狀態。脈輪會在能量流經該處時，像輪子一樣運轉起來。如同身體任何一個部分，它們隨時都有可能變得不平衡。當脈輪非常潔淨，能量穩穩地通過它，你就會展現出最好的狀態。但當脈輪不潔淨，甚至「卡住」了，能量無法順暢地通過，這時你就會展現出失衡的狀態。瑜伽的姿勢可以打通脈輪，恢復和創造平衡的能量流動。當你進入到本書的第二部分時，你會在每個姿勢旁邊看到圖標，告訴你這些姿勢有助於打通哪些脈輪。你可以運用這些知識，幫助你根據自己的感受來安排你當天所需要的姿勢。

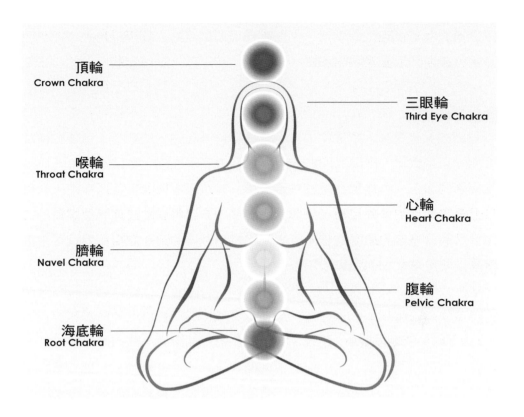

頂輪
Crown Chakra

三眼輪
Third Eye Chakra

喉輪
Throat Chakra

心輪
Heart Chakra

臍輪
Navel Chakra

腹輪
Pelvic Chakra

海底輪
Root Chakra

海底輪

第一個脈輪是海底輪，位於脊椎根部，是骨盆腔的最深處。海底輪如同你的「船錨」，穩固你的身體和情感。海底輪的能量也與人最基本的生存所需有關，包含飲食、睡眠和生命跡象。如果這個脈輪變得不平衡，你可能會變得閉俗，或容易感到恐懼。開髖動作對於平衡這個脈輪特別有幫助。

腹輪

腹輪位於你的骨盆腔。它負責掌管生殖器官，因此也影響人的慾望。當能量穩穩地流過這個脈輪時，你將會找方法舒緩自己，並可以享受感官愉悅。但當這個脈輪的能量被阻斷時，你可能會出現一些身心症狀，它們

揮之不去並且擾亂你的生活。開髖動作與前彎姿勢，都可以用來打通這個脈輪，讓你發覺最深層的慾望。

臍輪

臍輪又被視為「能量中心」，影響你與外在世界的關係。這個脈輪掌管你的新陳代謝，出問題的時候，就可能會表現在消化系統病徵上。你的身體活力和個人力量都在這裡生根發芽。當這個脈輪通暢且潔淨時，你便有力量實踐你的個人目標，無論它是什麼。當這個脈輪的運轉被阻斷時，你就可能會在你的追求過程中，表現出過於激進的野心和自私的行徑。扭轉動作非常適合打通阻塞的臍輪。

心輪

心輪位在胸腔中央，是愛、同情心和信心的所在。這個脈輪掌管肺部和你體內的氣體元素，也是你的情感經驗流動的「中繼站」。當心輪的運轉被阻斷時，你心中的愛會被不安全感、絕望和孤獨感所取代。後彎動作有助於解開這個脈輪。

喉輪

喉輪掌管你的言語和聽覺，也掌管你的內分泌腺。這個脈輪負責確保你能夠順暢表達，並聆聽其他人的言論，讓你能自由且誠實地與人溝通交談。當你練習打開喉嚨區域的姿勢，例如魚式，將有助於刺激這個脈輪。

三眼輪

瑜伽修士們相信大腦中有「第三隻眼」，位在兩眉心之間。這隻額外的「眼睛」影響了你的身心靈成長。當這個脈輪保持通暢，並且你的意識能自由地在其中流動，你就能與你的直覺保持聯繫，這是你最重要的嚮導之一。這個脈輪也影響了腦垂腺。呼吸練習（又稱為「呼吸法」）有助於

治癒這個脈輪，你將在本書的第四章中了解更多有關這個脈輪的知識。

頂輪

頂輪是最後一個脈輪，被視為脈輪系統之冠，它支配了靈性的發展和啟蒙。頂輪位於頭頂，被認為是一個通道，通往一切超乎日常經驗的領域。

瑜伽修士認為人的思想即是這個脈輪呈現的模樣。頂輪過度活躍時，你將可能過度思考或追求知識或精神世界。若頂輪不夠活躍，你則可能遠離自己的靈性，並可能導致不健康的多疑，進而阻斷你靈性的滋養。冥想是清理這個脈輪的最佳實踐，由於修復瑜伽會長時間維持同一姿勢，正好提供了你充分的機會和空間來練習冥想。如果你感到頭昏腦脹，在練習修復瑜伽姿勢時，也同時練習冥想，兩者結合將會是完整修護身心的好方法。

修復瑜伽是本章提到所有益處的關鍵。若要恢復和維持身體機能和活力，它絕對是個有力工具。有了這些知識，你便可以開始更深入地探索自己的練習計畫，了解自己在練習時需要掌握些什麼，也了解要透過哪些姿勢來恢復你的身體，以及哪些姿勢最適合你和你的體質，畢竟體質和健康狀態總是時時在變化！

第三章

準備練習修復瑜伽

「你的手掌張開,又握起,再張開,再握起。若你總是緊握拳頭或總是用力撐開手掌,你將感到麻木。你最深刻的存在,應是在那每次微妙的收合與伸展之間,開與合應是完美的平衡與協調,宛若鳥兒的羽翼。」

——十三世紀伊斯蘭教蘇菲派神祕主義詩人 魯米

現在你已經知道什麼是修復瑜伽了，也了解它會如何幫助你找到身體和情感上的平衡，那麼你需要準備些什麼來練習修復瑜伽呢？修復瑜伽運用各種輔具，確保你的姿勢能被支撐，並感到舒適。在本章中，你將認識到練習修復瑜伽所需的輔具，以及如何使用這些輔具來練習。此外，你也需要布置一個能讓你感到安心舒適的空間來進行練習，本章也將告訴你如何打造一個適合練習的空間。畢竟，如果你時時刻刻都擔心有人半途打擾，或者手機鈴聲不斷干擾到你的寧靜，在這種情況下要完全沉靜內心並伸展你的身體，將會是一件十分困難的事。那麼，就讓我們來看看練習修復瑜伽需要準備些什麼吧。

設置練習空間

在設置修復瑜伽練習空間時，首要考量就是「舒適」。你需要設置一個可以幫助自己真正放鬆的空間。以下是設置空間的一些要點：

- 首先，確保你所在的空間越暗越好，因為明亮的光線會讓你受到刺激。
- 盡量減少噪音。讓你的空間盡量不受外界噪音干擾。可以放一些放鬆的音樂，但務必記得，即使是最放鬆的音樂，當你太過專注於聲音，也會讓你無法完全放鬆。確保你身處在一個寧靜的空間，不會有任何事物分散你的注意力。
- 天冷時，房間的溫度要是溫暖的，你的穿著也要保持溫暖。也可以多穿幾件，因為當你感覺很冷的時候，你就無法放鬆。另外當你放鬆時，你的體溫會自然下降，因此提前保暖會是較好的做法。
- 要摘下手錶。手錶象徵著我們對時間的依賴，因此，為了能夠真正的放下並放鬆，練習時不要戴著手錶。若需要計時，找一個提示音好聽的計時器，來提醒你每個姿勢持續的時間。

設置練習空間時，也記得別太過度執著於澈底阻隔外在人事物，只要

盡可能避免會令你分心的東西就可以了。關掉你的手機，給自己時間。最終，你將會成為一個更健康、更有活力的人。

輔具

修復瑜伽是一種大量使用各種輔具的練習方式。輔具可以幫助你的身體在姿勢中達到完全放鬆，如此一來，你就可以真正「放下一切」，因此在練習中不可或缺。其中某些輔具特別常用，根據每個人不同的需求，有些輔具則可能在你的練習中不會派上用場。瑜伽毯是所有道具中最通用也最常用的，因為你可以將毯子摺疊或捲起來，調整它們的形狀以達到你所需的用途，例如幫助你增加或減少伸展，或提供你更多或更少的支撐。下面列出最常見，你也最可能會用到的修復瑜伽輔具：

瑜伽磚

在開始練習修復瑜伽之前，確保你手邊至少有兩塊瑜伽磚，材質可以是軟木、木頭或泡棉。我比較建議購買由高密度泡棉製成的瑜伽磚。高密度泡棉比其他材質更堅固，運用於支撐身體動作時，也比軟木或木頭更柔軟。瑜伽磚非常好用，可以用來支撐你所需要支撐的特定部位，非常容易上手，而且不占空間。我建議使用的尺寸為：4 吋 ×6 吋 ×9 吋。

（每一種瑜伽磚通常都會有三個尺寸：一般尺寸、半尺寸和四分之一尺寸。在我的瑜伽課堂中，我都暱稱他們為熊爸爸、熊媽媽和小熊，本書中較常使用到一般尺寸的瑜伽磚。）

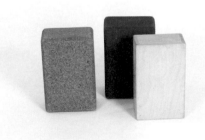

瑜伽枕

　　瑜伽枕是修復瑜伽最主要的輔具，讓你可以在姿勢中休息。在一個完美的情況下，準備瑜伽枕時，方形和圓柱各一是最好的，但也可以根據你的需要，用毛毯來摺疊出一個瑜伽枕。方形枕尺寸約為 8 吋 ×27 吋 ×32.5 吋，圓形枕則約為 9 吋 ×26 吋 ×34.5 吋。如果你打算使用毯子來摺疊出一個瑜伽枕，熟知這些尺寸非常重要。這兩種瑜伽枕可以在一系列姿勢練習中交互使用，選擇一個令你舒適的形狀即可。

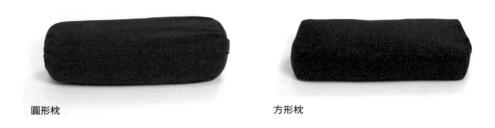

圓形枕　　　　　　　　　　　　　　　　　　**方形枕**

瑜伽毯

　　在練習修復瑜伽時，毯子可以提供緩衝和保暖。傳統的瑜伽毯是由羊毛製成，也有人使用棉毛混紡的墨西哥手工毯。瑜伽毯最好是 75 吋 ×52 吋的毯子，如果你打算使用家中原有的毯子，要接近這個尺寸。

　　毯子的重量會幫助你在姿勢中放鬆。你也可以使用毯子把自己包起來，彷彿一個襁褓，這將使你下意識地感到自己是一個被照顧的嬰兒，進而產生一種十分放鬆的感覺。毯子也可以供你全部或部分的支撐，或者如前面所述，可以摺疊成一個瑜伽枕。你可以用各種不同的方式使用毯子，因此了解他們的用途和使用方式是非常重要的。以下是一些毯子摺疊的方式，適用的姿勢則會在本書的第二部分和第三部分中提到。

展開：將毯子攤開，可以作為與地板的緩衝，或用來覆蓋身體。

對摺：如果你的瑜伽墊不夠軟，可以將毯子縱向對摺，以提供進一步緩衝。

方形：正方形是以下幾種摺疊法的第一個步驟。將毛毯對摺之後，再對摺一次，記得保留毯子的「寬」，要從「長」的那一邊對摺成一半，以此類推。

長形：先摺成方形，再將毯子縱向摺疊成一半。

小方形：先摺成方形，再重複對摺兩次。

短捲：先摺成方形，沿著有流蘇的短邊捲起來。

長捲：先摺成方形，將毯子的長邊轉過來面向你，並沿著沒有流蘇的長邊捲起。

手風琴狀：先摺成方形，將沒有流蘇的長邊，像手風琴一樣上下反覆摺為三摺或四摺。

靠頭枕狀：先摺成方形，再將方形繼續對摺兩次，使體積變為方形的四分之一，寬度大約剩下六吋。為了使靠頭枕狀更加具有支撐力，有時你可以再繼續對摺，或在枕住你的頭部時，將靠近頸部的部分捲起來，以支撐你的第七頸椎。

窄長狀：先摺成方形，將方形從縱向對摺再對摺。

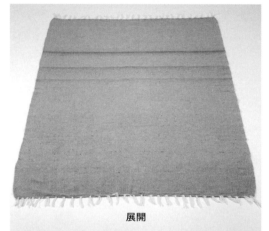

展開

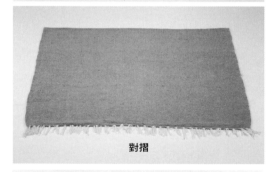

對摺

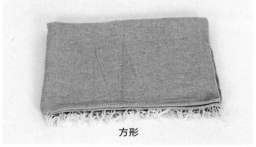

方形

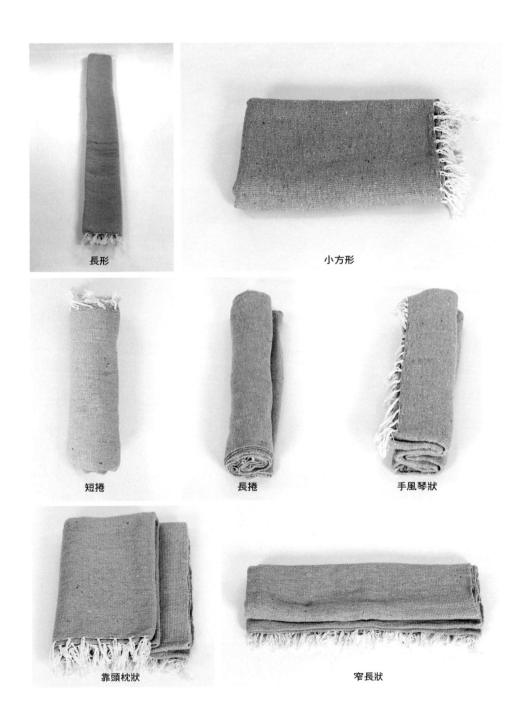

長形

小方形

短捲

長捲

手風琴狀

靠頭枕狀

窄長狀

伸展帶／瑜伽繩

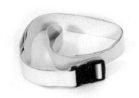

伸展帶在瑜伽練習中時常用到，幫助你增加身體的伸展幅度。例如，伸展時你的手無法碰到你的腳，使用了伸展帶來輔助後就能碰到。你可以運用伸展帶來幫助自己完成適當的伸展。

在修復瑜伽練習中，伸展帶也被用來創造姿勢的穩定性。穩定的姿勢可以幫助你在毫不費力的狀態下進入休息，因此伸展帶也是修復瑜伽的必備輔具之一。十吋的伸展帶最能廣泛地運用在各種姿勢中。我喜歡彈性較佳的伸展帶，使用在練習上會較為收放自如。不過，你也可以將任何種類的衣物用來當成伸展帶，如果你不想購買正規的瑜伽伸展帶，一條舊領帶也可以拿來替代使用。

椅子

椅子被用於修復瑜伽的各種固定姿勢中。一般的摺疊椅或專用的無椅背瑜伽椅是練習時最好的選擇，因為它們的座椅處十分平坦。無椅背瑜伽椅比一般摺疊椅更容易使用一些，許多瑜伽教室或門市都可以買得到。如果你使用的是一般的摺疊椅，務必確保它很牢固。如果椅子無法支撐你，你將很難感到放鬆。在某些情況下，椅子也可以用來代替瑜伽枕或牆壁。

沙袋

沙袋在修復瑜伽的練習中被用來「著地」，意思也就是，沙袋會被放在身體的特定部位上，以增加該區域的重量。「著地」經常是一些姿勢的要點，有助於加深支撐感，從而打開身體，使其放鬆並刺激治療。如果你不想購買瑜伽專用的沙袋，用枕頭套裝入約 10 磅的米也同樣適用。

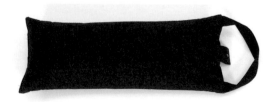

瑜伽眼枕

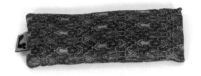

瑜伽眼枕對練習修復瑜伽也有很好的附加效果，因為它們有助於放鬆眼睛並遮擋光線。練習時若覆蓋上瑜伽眼枕，你在姿勢中所感受到的放鬆感將會加深，特別是在大休息（又被稱為「攤屍式」，第五章中將提到）時。經過一系列練習後，大休息如同保存住所有練習過的姿勢，並讓你能夠完整吸收這些姿勢帶來的效果，這可說是瑜伽的傳統作法。

瑜伽頭巾

傳統的瑜伽頭巾外觀看起來很像醫療彈性繃帶。它緊緊地纏繞在頭部周圍，以製造一股平靜的壓力，從而引發放鬆的狀態。瑜伽頭巾的使用主要是針對頭痛或頭部壓力問題，但也可以隨時使用。紐約艾楊格會所的網站可以購買到合適的瑜伽頭巾，網址為：iynaus.org/store/store/props。

瑜伽墊

任何坐著或躺著的瑜伽姿勢，瑜伽墊都會派上用場。練習過程中，瑜伽墊也能在堅硬的地板上提供良好的緩衝。而在站立姿勢或一些運用到椅子的複雜姿勢中，瑜伽墊則可以防止你滑倒。瑜伽墊也提供了一塊乾淨的空間讓你安心地練習。雖然在本書的姿勢教學中，沒有特別提及瑜伽墊，但可以將瑜伽墊當作所有練習的基本配備。如果你沒有瑜伽墊，也可以使用大毛巾或毯子。

牆壁

本書中的數個姿勢需要一面牆，事實上，牆壁也是修復瑜伽的主要支撐工具。好消息是，到處都有牆，你不需要購買牆壁！你可以清出家裡其中一面牆壁，專門用來練習修復瑜伽。如此一來，當你一次又一次地使用

那個特定的牆面，只要來到這面牆邊，你就會在練習過程中產生一種「歸屬感」。

任何符合需求的物品

許多修復瑜伽的姿勢可以用最少的輔具來達成，你甚至可以用家中的物品來進行練習，不必額外購買新的專業輔具。例如，沙發靠墊和枕頭可以用來當成瑜伽枕；而領帶可以當作瑜伽帶；書可以當成瑜伽磚，小毛巾可以摺疊成瑜伽眼枕；普通的家用毯或大毛巾則可以當作瑜伽毯。在市面購買專業的瑜伽輔具不一定是必要的。但也不用太過於吝嗇購買，有越多種類的輔具當然是越有幫助。隨時根據你的需求增加輔具，你真的會永遠覺得少一件工具。修復瑜伽的最終目標就是達到舒適，當你感到舒適時，你就能澈底受到療癒。

在家中設置一個你願意重複使用的空間，對你實踐練習計畫很有幫助。你可以將這些輔具放在這個空間內，當你比較疲累的時候，有了輔具的幫助，即使是較為複雜的姿勢也不會阻礙你練習。要記得，修復瑜伽是人人都能完成的練習。無論你身體是否健康，目前很有精神或是很疲勞，平靜或有壓力，修復瑜伽都是一個強大的工具，可以幫助你與自己的身體產生連結。無論你手邊是否有輔具，也無論你正在旅行途中或剛好在家，你都可以隨興練習你需要的姿勢。那麼，既然你已經知道如何設置這些練習的工作，就讓我們開始練習吧！

第二部分

開始練習

「我們的身體很容易影響我們的一生。」

—— 美國藝術家、藝評家、詩人、作家及幽默大師 格萊特·伯吉斯

體位法正是瑜伽的基石。本書的這一部分包含了完整的修復瑜伽姿勢，讓你可以進行完整的修復瑜伽練習。書中將所有姿勢分為數個類別，包含暖身、後彎、扭轉、前彎和倒立。暖身幫助你靜下心來；後彎可以打開身體的前半部分；扭轉動作能轉動你的身體器官，有助於身體排毒；前彎是一種放下自我的動作，它關閉了身體前半部分，為你帶來舒緩和平靜；而倒立則能幫助你身體系統達到平衡狀態。還有一個章節專門為你示範各種瑜伽呼吸法與觀想技巧，就像本書中的所有姿勢一樣，這些練習不僅能夠幫助你「放下」生活中的紛擾，更能幫助你將瑜伽姿勢所帶來的益處儲存在你的身體裡。

在本書的第二部分及第三部分中，還有許多你可以找到一些出自波顛闍利《瑜伽經》的註解，《瑜伽經》裡面彙整了 196 個「中心思想」，是從瑜伽修習之中所累積的智慧。我自己就常常在課堂中觀察到，一旦學生們開始練習瑜伽體位法，接下來就會開始各自尋找與內在自我更深刻的聯繫，也因此他們就會開始認識瑜伽哲學，用來幫助他們自我成長。這些「中心思想」將會在你的練習過程提供很大的幫助。

值得一提的是，本書第二部分中的呼吸技巧與姿勢練習都不是大量耗氧的運動，但它們還是會讓你持續充滿活力。讓我們開始修復身體並煥然一新吧！準備好你的輔具，靜下心來，然後放輕鬆。

第四章

呼吸與觀想

「無論是過去、現在還是將來，所有表象和你的內在相比都微不足道。」
——美國詩人及散文家 愛默生

　　梵文的「Pranayama」，意思為「調息」，指的是呼吸控制。根據波顛闍利的教導，這是「瑜伽八支」之一。學習呼吸技巧能將我們的身體與吐納緊密連結在一起，藉此治癒我們的身體，這種緊密連結會創造生理與心理的變化，最終讓我們恢復身心平衡。學習呼吸技巧和練習瑜伽姿勢一樣重要。

　　在本章中，你會學習到瑜伽的標準呼吸技巧。一旦學會了如何使用並應用這些技巧，你所練習的修復瑜伽效果將會更加顯著。你可以在坐著或躺下時練習呼吸，而在你練習修復瑜伽姿勢時，呼吸技巧也能輔助你穩定和安靜下來。記得時時複習，讓這種呼吸技巧成為你生活中的習慣，必要時就能順利地融入到你的任何瑜伽練習之中。

補充說明：

若練習的方式不正確，調息也可能會產生不良的影響。本書與你分享的呼吸法是最基本的技巧，不必透過有執照的瑜伽老師指導，也可以自行練習。

定心

開始進行修復瑜伽練習時，首要課題就是定心，這會讓你更加專注於你眼下正在做的事。所謂的「定心」，也就是讓你的心緒安定於自己的「中心」。當你定心時，你會更加融入狀況，也更清楚你身體的感受。例如，你將能夠辨別確切的疼痛位置，或能確切感覺身體有力量的部位等等。讓這些明確的感受帶給你力量，你會更加了解自己的身體有哪些區域需要多加留意，進而使用本書第二及第三部分中教導的姿勢，替自己制定一套專屬於你自己的修復瑜伽練習計畫。在本章你將學習到一些特定技巧，運用呼吸來幫助你在身體中營造平靜感。以下是幫助你開始定下心來的練習。

定心練習

練習呼吸技巧時，要關注你身體當下的狀態，並發覺任何不適之處。當你專注於呼吸，你會變得更加融入在你的身體狀態中。隨著你的融入，「此時此刻」對你而言也變得更加重要，那些過去已經發生或未來即將發生的事情，將在過程中隨之淡去。當你更加融入，你便能更專注於當下的身體變化。練習方法如下：

1. 在椅子上或地板上舒適地坐著。
2. 如果你坐在椅子上，要往前坐一些，讓你的坐骨（也就是被你臀部肌肉包覆的骨頭）正好碰到椅子，並且不要向後靠，脊椎要打直。如果你是跪坐在地板上，在臀部下方墊一塊摺疊的毯子或瑜伽磚，好讓臀部的水平位置高於膝蓋。但若你跪坐時臀部水平位置本來就高過膝蓋，就不需再墊任何東西了。要是你的背很難打直，可以將背靠在牆壁上。

3. 將呼吸當作你的關注焦點。當你吸氣時，想像氣體通過並進入你的鼻孔，當你吐氣時，想像氣體通過並呼出你的鼻孔。一開始只要簡單地專注在吐納即可。你可以舒服地閉上眼睛，幫助你更加專注於這個練習，或也可以低下頭來柔和地凝視地板。

4. 當你繼續吐納，可以接著將呼吸與肺部及橫膈膜連結在一起，想像空氣進入肺部的路徑。完整且澈底的呼吸是本練習最終的目標。盡可能舒適地深深吸氣，接著舒適地深深吐氣。剛開始這項練習時，可能會有一些情緒上的不適。如果你開始感到焦慮，可以縮短吐納間距，並先著重於深深吐氣即可。盡量練習整整五分鐘。

瑜伽知識

若要理解真正令你感到困擾之處，你必須保持安靜並傾聽。偶爾進行基本的「自我採訪」可以幫助你更精確地理出你的痛苦。以下是你可以自問的問題列表：

- 什麼使你疼痛或痛苦？
- 如何發生的？
- 疼痛或痛苦多久了？
- 哪幾天或何時最感到疼痛或痛苦？
- 針對此情況，我是否有接受過專業諮詢？哪些諮詢？

在筆記本寫下你的答案，並重新讀一遍。你對你的疼痛或痛苦有什麼樣的了解？你認為哪些姿勢會讓你受益良多？在規劃練習之前仔細思索。

呼吸技巧

　　已有科學研究證明控制呼吸有助於平靜心靈，它甚至被認為可以延長壽命。一般來說，當你能夠控制你的呼吸時，你的身心會感覺更加和諧、焦慮會大為降低，甚至可以穩定高血壓。綜合來說，你將感到更為專注、思緒更為清晰也更快樂。當你準備練習這些呼吸技巧時，記得可以閉上眼睛，但若閉上眼睛會讓你感到不安，也可以柔和地稍微向下看。

感知呼吸法

　　「感知呼吸」意即意識到自己的呼吸，梵文為「Apa Japa」。練習這種呼吸技巧，目的是透過意識到你的呼吸來了解你的身體。它也是促進專注的好方法，並能緩解你的任何緊張和執著。在練習瑜伽之前，或在練習修復瑜伽的過程中，都可以運用它來使你平靜下來。

1. 躺下或在椅子及地板上舒適地坐下。你也可以在身下墊一塊毯子使自己更舒適，或靠在牆上讓背部獲得支撐。找好舒服的姿勢後，閉上眼睛，引導你的注意力向內。
2. 不要試圖改變坐姿或移動，讓你的意識專注在呼吸上就好。當你專注於呼吸時，你的呼吸模式很容易變得異常，要盡量避免。這正是呼吸技巧的挑戰之一，要讓你的呼吸保持自然。
3. 專注於吸氣及吐氣的長度。
4. 注意你感覺到氣息的部位。想像它通過鼻孔進入你的肺部。接著當呼吸進入並充滿在肺部裡時，專注感覺氣息的存在。想像你吐納時，肋骨擴張和收縮的動作。
5. 保持這樣的專注呼吸至少兩分鐘。

橫膈膜呼吸法

這種呼吸技巧能幫助你呼吸得更「深」。它有助於訓練腹部和橫膈膜的肌肉，使它們更加打開，並吸收更多氣息。你可以坐著或躺著進行練習，但躺下能讓你更好地感受到這個練習的效果。

1. 躺下或在椅子及地板上舒適地坐下。找到舒服的姿勢後，將一隻手放在你的腹部，另一隻手放在胸口。
2. 運用橫隔膜深深吸氣到腹部，仔細感覺放在腹部的手，正因為腹部內充滿氣體而往上升，並仔細感覺呼氣時手慢慢降低。在充滿空氣的時候會上升，並在呼氣時感覺它會降低。
3. 讓你的意識跟隨手的升降，並想像氣息在你體內流動。
4. 試試看能否將氣體全部帶往腹部，使你的腹部更加膨脹。

停頓呼吸法

在這個呼吸技巧練習中，你將學習暫停你的呼吸，使你的意識更加清晰銳利，這個技巧被稱為「止息」，梵文為「kumbhaka」。你在這個呼吸法中所練習的靜止技巧，正是學習冥想的第一步：尋找平靜與穩定。

1. 躺下或在椅子及地板上舒適地坐下。找到舒服的姿勢後，深深地運用橫膈膜呼吸法將氣體吸入腹部，吸氣後立刻憋住，直到必須吐氣為止。
2. 深深吐氣，並且在吐完後立刻憋住，直到你感到必須吸氣為止。
3. 練習至少兩分鐘。

瑜伽知識

不要憋氣過久，憋氣長度只要足以讓你注意到吐納的間距即可。

勝利呼吸法

　　瑜伽中的「勝利呼吸法」已被證明可以減緩大腦突觸的強度,梵文為「Ujjaii」。

　　我總是告訴學生,進行「勝利呼吸法」時,呼吸聲聽起來要像星際大戰的「黑武士」或海邊的浪濤一樣深沉。這種呼吸技巧經常被運用在更動態的瑜伽練習上,因為喉嚨收縮的呼吸方式能從內到外溫暖你的身體。

第一種方式

1. 在椅子或地板上舒適地坐下,這樣你的下巴不會使你的喉嚨過於張開或太封閉,也可以運用任何使你感到舒適的輔具來支撐自己。找好舒服的姿勢之後,試著練習收縮你的喉嚨(技術上來說是你的「聲門」)。將一隻手放在你張開的嘴巴前面,然後對著手呼氣,把手想像成一副起霧的眼鏡,並注意你呼出的溫暖氣息。
2. 最困難的步驟是吸氣,要在吸氣時盡量收縮你的喉嚨。
3. 保持嘴巴張開,練習幾次吸吐之後,嘗試閉起嘴巴,只用鼻子吐納,同時保持喉嚨收縮的狀態達到一分鐘。

瑜伽知識

這種呼吸法可以作為許多不同的問題的放鬆方式。它可以幫助減輕失眠、壓力,並在你語無倫次時幫助你冷靜下來。幾乎任何緊張的情況下,它都可以幫助你專注並放鬆。唯一不建議運用這種呼吸法的時候是在「大休息」期間,大休息過程喉嚨也應該要放鬆。

第二種方式

1. 在椅子或地板上舒適地坐下，找到舒服的姿勢後，吸氣兩次並吐氣四次。

2. 繼續這樣的呼吸頻率，大約三十秒後，增加吸氣次數到三次，呼氣次數到六次，依此類推。

3. 找到一個舒適的頻率來繼續，畢竟你不希望在練習過程中感到焦慮。這種呼吸方式應該讓你感到平靜，若可以的話，練習至少五分鐘。

瑜伽知識

這種呼吸法非常適合平靜心靈和交感神經系統（SNS）。交感神經系統是你身體的一部分，可以控制你的「戰或逃反應」。當你練習這個呼吸法時，迷走神經會順著你的頸部向下通往橫膈膜，並向大腦傳遞訊息，激發副交感神經系統（PSNS）的反應。副交感神經系統負責掌管放鬆休息與消化飲食，一旦澈底放鬆後便能被激發。每當「戰或逃反應」被激發，交感神經就會使你的身體系統產生皮質醇，而練習勝利呼吸法時，副交感神經系統可以降低皮質醇對你身體造成的嚴重破壞。

鼻孔交替呼吸法

又被稱為「淨脈呼吸法」，梵文為「Nadi Shodana」，這種呼吸技巧有助左右腦的平衡。在瑜伽的觀念中，右側被認為是較陽剛的一側，它掌管了太陽的能量（梵文為「Ha」），而左側則是較陰柔的一側，掌管了月亮的能量（梵文為「Tha」），這也是「哈達瑜伽」的命名由來，梵文為「Hatha」。而人類的呼吸每隔八十八分鐘，左側與右側的鼻孔會輪流主導一次。練習鼻孔交替呼吸法能巧妙地騙過你的大腦，讓大腦不知道目前

由哪邊的鼻孔主導你的呼吸，如此一來呼吸便能更均勻地流過兩邊的鼻孔。當你練習鼻孔交替呼吸法，你的大腦和神經系統會變得平衡，你也能更容易地進入冥想狀態。

1. 在椅子或地板上舒適地坐下，找到舒服的姿勢後，將你的左手輕輕放在你的左腿上。
2. 將你右手的食指和中指併攏，放在你的「第三眼」上，也就是兩眉之間。或兩指向手心彎曲。
3. 將無名指和拇指輕輕放在鼻子兩側，硬軟骨與軟質軟骨交界處。用兩個鼻孔呼氣和吸氣。吸氣之後，輕輕捏住鼻子以關閉鼻孔。輕輕放開左側鼻孔，右側鼻孔繼續按壓著，用左側鼻孔呼氣。
4. 用左側鼻孔吸氣，接著按住左側鼻孔，用右側鼻孔呼氣。
5. 用右側鼻孔吸氣，按住右側鼻孔，用左側鼻孔呼氣。
6. 持續練習至少六個循環，每個循環須包含兩側鼻孔吸氣後按住及吐氣後按住各一次。
7. 練習完成之後，將雙手輕輕放到腿上，並恢復正常呼吸。

瑜伽知識

我們身體共有三條主要「經脈」，也稱為能量通道。位於正中央的能量通道被稱為「中脈」，從脊椎底部一直延伸到頭頂。另外兩條則分別是「左脈」與「右脈」，它們交錯穿過中脈。左脈被認為是較陰柔的能量通道，而右脈則是較陽剛的能量通道，它們的性質互補，就如同中國文化中的「陰」與「陽」，也如同暗與明、月亮與太陽。左脈顧名思義從左側開始往上交錯延伸，而右脈則是從右側開始。

清涼呼吸法

　　「清涼呼吸法」是一種能使身體降溫的呼吸技巧。想要了解這種呼吸法的原理，最簡單的方式就是去看一隻狗狗。狗狗張開嘴喘氣，並吐出舌頭使自己降溫。將你的舌頭想像成一根吸管，將舌頭兩側向內彎曲，做成吸管狀以吸入空氣。但不是每個人都能這樣捲曲舌頭，如果你沒有辦法，就像狗狗一樣吐出舌頭即可。

1. 在椅子或地板上舒適地坐下，找到舒服的姿勢後，將舌頭從嘴巴中伸出來，像吸管一樣捲起或保持攤平都可以。
2. 吸氣，讓空氣沿著舌頭向上移動。吸氣後，將舌頭放回口中，然後閉上嘴，用鼻子呼氣。你會感覺身體開始冷卻。
3. 每當你需要降溫時就練習這個呼吸法。每次可練習一到兩分鐘。

觀想／頌歌冥想

　　頭腦是難以駕馭的，因為我們經常會有許多想法同時出現在腦中。以下的觀想與頌歌冥想技巧能幫助你平靜心思。

雲朵

　　雲朵是冥想絕佳的視覺輔助，因為每個人都可以輕鬆地在腦海中描繪出雲的形象。雲朵可以快速或緩慢地飄浮，你的思緒也一樣。當你的思緒和思緒之間的間距越大，你的心思就更容易寧靜下來。

1. 躺下或在椅子及地板上舒適地坐下。你也可以在身下墊一塊毯子使自己更舒適，或靠在牆上讓背部獲得支撐。找好舒服的姿勢後，閉上眼睛，引導你的注意力向內。

2. 當你安頓好之後，你會發現腦中開始出現許多想法。有時候我們同時被各式各樣的想法轟炸，有時候又不一定如此紛雜，但無論如何，我們要在這些想法中找到適度的空間。要做到這點，當思緒冒出來時，就想像將思緒放在雲朵上，並看著雲朵慢慢飄遠。

3. 當你經常進行這項練習時，你會發現思緒之間產生了更多空間，而你也開始慢慢不需要在雲朵上放置這麼多思緒了。

4. 一開始試著練習五分鐘，再慢慢地增加到半小時。

吸管

當你專注於呼吸時，觀想能讓你與身體更緊密地連結。將你的脊椎想像成一根吸管，吸氣時，將氣息想像成啜飲時向上移動的液體，而吐氣時，液體便會回到玻璃杯底部。

1. 躺下或在椅子及地板上舒適地坐下。你也可以在身下墊一塊毯子使自己更舒適，或靠在牆上讓背部獲得支撐。找好舒服的姿勢後，閉上眼睛，引導你的注意力向內。

2. 想像你正坐在白光池中。

3. 將你的脊椎想像成一根吸管。當你吸氣時，想像吸管正從脊椎底部汲取白光。吐氣時，白光又從脊柱的吸管中流了回來。

4. 先練習這個觀想五分鐘，再慢慢地增加到半小時。

白光

　　白光被認為是潔淨、治療之光。讓這種光包圍自己，是獲得治療能量十分有用的方法。運用這個觀想方法，你可以將呼吸導向身體需要治癒的區域。無論你的身體中是否有任何特定部位正發生疼痛，無論你是否正在接受癌症治療，這都是一個非常有益的技巧。這種觀想可以與本書第三部分的癌症康復姿勢一起使用，本段落也會特別提及癌細胞。但任何時候我們都能進行這種觀想練習。

1. 躺下或在椅子及地板上舒適地坐下。你也可以在身下墊一塊毯子使自己更舒適，或靠在牆上讓背部獲得支撐。找好舒服的姿勢後，閉上眼睛，引導你的注意力向內。
2. 想像你的癌細胞或身體疼痛的部位。
3. 想像白光將癌細胞或你的疼痛部位彌封起來，並且抹滅了它們的蹤跡。
4. 跟隨著白光移動，它正在你某個部位的癌細胞和疼痛之處進行抹除工作，白光將一處彌封起來，接著又移動往下一個病痛處。
5. 持續想像，直到你覺得白光已經將你各個病痛之處都抹除過一遍了。
6. 試著練習這個觀想達五分鐘，再慢慢地增加到半小時。

梭翰頌歌冥想

　　頌歌冥想的力量可以是非常強大的，它能拴住你紛亂的心緒，以一種中庸的方式讓你專注。梭翰頌歌（Hum Sah Mantra）強調「我即是彼」，是一個將你一切聯繫起來的美好方法，能幫助你避免被糾結於小小的自我之中，因而忽略了周遭的大世界。梭翰頌歌聽起來應該要像你呼吸時所發出的細微聲音，你不需要真的大聲唱誦出來，只要自己聽得到即可。

1. 躺下或在椅子及地板上舒適地坐下。你也可以在身下墊一塊毯子使自己更舒適，或靠在牆上讓背部獲得支撐。找好舒服的姿勢後，閉上眼睛，引導你的注意力向內。
2. 吸氣時安靜地對自己說「梭」，吐氣時安靜地說「翰」。
3. 你也可以同時將你的呼吸想像成一束光，沿著你的脊椎上下移動。
4. 試著練習這個觀想達五分鐘，再慢慢地增加到半小時。

導引詞冥想

　　頌歌不需要用另一種語言來表達。因此你可以隨意地選擇一個你喜歡的字詞，將它當作你自己的頌歌。這個詞可能與你最近正在做的事有關，能為你的生活帶來更多能量。許多人選擇用「愛」或「和平」來唱誦，但你也可以選擇任何一個。

　　導引詞冥想的另一種方式，是你可以一遍又一遍地重複你所選擇的字詞，但不一定要按照你呼吸的節奏。例如，不斷重複「和平、和平、和平、和平……」。當你重複著這個字詞時，想像一下它對你的生命意味著什麼，並用你的全身感受這個字詞的意義。

1. 躺下或在椅子及地板上舒適地坐下。你也可以在身下墊一塊毯子使自己更舒適，或靠在牆上讓背部獲得支撐。找好舒服的姿勢後，閉上眼睛，引導你的注意力向內。
2. 吸氣時，對自己說出你的導引詞，吐氣時，再重複一次。
3. 試著練習這個觀想達五分鐘，再慢慢地增加到半小時。

睡眠瑜伽

　　真正的睡眠瑜伽是一種非常細緻且有條理的練習方式，當你進入睡眠

瑜伽的放鬆狀態時，你將能逐步檢視你的身體。「睡眠瑜伽」並不只有字面上的意思，因為它並不是要你真正進入睡眠，而是要加深你的放鬆狀態。在這個觀想練習中，你的注意力會輕易地被吸引到身體的其中一個部位，再迅速移動到下一個部位。

　　你可以事先朗讀以下步驟並錄音下來，練習時播放你事先錄好的步驟即可，如此一來便不用將這些步驟背誦下來。如果在練習時背誦步驟，你會發現自己非常難達到真正放鬆。

1. 練習睡眠瑜伽時最好是躺著，確保你所使用的任何輔具都是舒適的。找好舒服的姿勢後，閉上眼睛，引導你的注意力向內。
2. 首先，將注意力集中在你的腳上，放鬆你的腳和腳趾。然後將注意力集中到你的腿部上，放鬆你的小腿、脛部、膝蓋、大腿和你的臀部。放鬆你的下背部、腹部、胸部，然後放鬆你的肩膀。放鬆你的手臂，再放鬆你的手指。感覺你整個手臂放鬆，讓這股放鬆的感受從你的手臂延伸回到你的肩膀，然後放鬆你的脖子和你臉部所有的肌肉。放鬆你的頭皮，感覺你的整個身體深深地沉入地面，釋放一切的緊繃。
3. 重複一次上述的過程，仔細地檢視你的身體，這次要特別針對身體更細微的部位。例如，放鬆到手部時，也要放鬆你的右手小指、無名指、中指、食指和拇指。接著再放鬆你的左手小指、無名指、中指、食指和拇指。
4. 真正的睡眠瑜伽練習可以進行超過一個小時，但目前你可以先練習幾分鐘就好，並逐漸加長進行的長度。

第五章

瑜伽體位

「瑜伽，是一個發掘自我的機會。」
——美國瑜伽名師 傑森·克蘭道

現在你已經知道如何讓自己專注，並了解呼吸和冥想的方式，這些都將為你接下來練習修復瑜伽帶來很大的幫助。那麼就讓我們正式開始認識修復瑜伽的各種姿勢吧。這些姿勢將有助於你的身體放鬆，從疾病和受傷中恢復過來，並獲得身心平衡的圓滿感受。要記得，雖然本書中提供了各種修復瑜伽姿勢的教學，但你並不需要照本宣科地按照順序練習，你可以一次只練習一個姿勢，或根據你當天的需要或感受，選擇各種不同的姿勢組合。練習過程中，你可能會發現有些姿勢會為你的身體或情緒帶來不同的感受。這時可以仔細注意那些感受，並想想感受從何而來。練習修復瑜伽時，保持對自我的注意力是很有幫助的，你會對自己的身心需求有更直覺的了解。當你對自己的身心越專注，你就越能累積智慧來治療自己。並且練習這些姿勢的次數越多，你就越能找到與你產生共鳴的東西，使你身體最需要的部位恢復。為了幫助你達成目標，本書的第三部分會列舉一系列不同的姿勢，讓你能進一步了解身體或情緒上可能會遇到的具體問題。

當你嘗試練習這些姿勢時，要記住每個人的身體都是不同的，有些姿勢對你來說可能會比其他姿勢更好。例如，根據你的健康水平和靈活度，某些姿勢可能對你來說特別具有挑戰性或難以完成。因此，本書中也提供了各個姿勢的變通方式，幫助你舒適地完成姿勢練習。多花些時間找出每個姿勢最適合你的方式，多給自己一些嘗試空間，不要急於一步登天。記得，練習過程中要感受到舒適以及被完整地支撐，如此一來才能完全放鬆。當你被輔具完整地支撐時，你會感到十分輕鬆，在某些情況下，額外添加一塊毯子或瑜伽磚就能達成，你可以隨興嘗試各種不同的輔具，直到你在姿勢中感到舒服為止。

特別注意

在本章中，你將在每個姿勢旁邊看到一組符號。這些符號指的是各個脈輪，如第二章中所討論到的，它們是身體中的能量中心，而瑜伽姿勢能刺激它們運轉。以下圖示是標示了每個姿勢能刺激的脈輪：

- 海底輪：　　・腹　輪：

- 臍　輪：　　・心　輪：

- 喉　輪：　　・三眼輪：

- 頂　輪：

在每個姿勢旁邊，你還會看到另一組符號，指的是「督夏」，也就是你體質元素的組合，第二章中也有討論過。每個姿勢旁邊，你會看到英文字母 V，指的是瓦塔（空氣元素），英文字母 P，指的是披塔（火與水元素），或是英文字母 K，指的是卡發（水與土元素）。這些英文字母旁邊還會有＝、＋或－的符號。＝表示督夏相等，＋表示可以增加該督夏，而－

則表示可以減少該督夏。這些資訊有助於你根據體質元素失衡的程度，選擇你所需的姿勢來練習。另外也要記住，無論你是哪一種體質，也無論你身上的體質元素平衡與否，所有的瑜伽姿勢都能讓你身上的瓦塔（空氣元素）達成平衡，因為瓦塔負責掌控身體的運動。有時候你會需要增強瓦塔，有時候則需要降低它。

通用的修復瑜伽小技巧

在你開始練習本章中的姿勢之前，要清楚地了解自己在修復瑜伽練習中的狀態。你要了解自己的身體限制是什麼，也要隨時了解你在身體和情緒方面需要注意些什麼，要了解自己希望達成的目標，並朝目標前進，相反地，了解自己希望避免的狀況，並盡力預防這些情況發生。隨著你的進步，也可以不時地回來重讀以下這些提示，幫助你自我檢查，並確保你從修復瑜伽的練習中獲得最大收穫。

- 如果一個不舒服的姿勢已經開始讓你感到疼痛，就應該要馬上停止這個姿勢。稍微有點壓迫感沒關係，一旦產生疼痛就要馬上停止。
- 身體或情緒上稍微有一點不適有時是練習的正常現象。
- 練習時，你的呼吸應該要是順暢的。
- 讓自己被輔具抬起或支撐著，任何動作都不要試圖使用太多力氣。
- 一開始練習可能會感覺很難，但練習久了姿勢就會變得容易。
- 給自己時間練習，大多數的姿勢應該至少維持五分鐘。
- 安靜、溫暖、黑暗的環境是非常重要的，能讓你真正放鬆。
- 在姿勢中要保持舒適。用毯子蓋住自己是增加放鬆感的好方法。毯子不只有些重量，也會增加溫暖和安全感。將眼枕放在你的眼睛上，也可以增加放鬆感。你可以在就定位後，把毯子和眼枕放置在伸手可及之處，以方便使用。即使你所練習的姿勢並沒有指定使用毯子和眼枕，你也可以隨興將它們融入在練習中。

- 在展開一系列姿勢練習之前，請確保你已經完全了解每個姿勢的內容。
- 多花些時間讓你的姿勢完全就位。你可以持續調整，使你在固定姿勢中感到舒適，因為舒適是這些練習中最重要的目的。輔具可以互相替代，例如：圓柱或方形的瑜伽枕，可以用來代替圓形瑜伽枕和不同摺法或捲法的瑜伽毯。甚至，你可以全程使用瑜伽毯來代替瑜伽枕。確保姿勢和輔具都適用於你的身體狀況。
- 正如我們在第三章中討論過的，請務必摘下手錶，可以用計時器來代替，這樣你就不必一直去看時間。可以的話，選擇一個聲音較小且提示音不刺耳的計時器。

　　無論你是什麼樣的人，是否有體重過重、過輕問題或患有特殊疾病，這些都沒有關係。無論你是誰，也無論你身在何處，你都可以輕鬆舒適地練習這些修復瑜伽姿勢。記得，當你練習這些姿勢時，你要盡可能地讓自己感到舒服，有些姿勢會提供你許多的緩衝和支撐，有些則很少。你可以隨意添加或減少輔具，使你感到更舒適和輕鬆。

暖身

　　你可能會想：「修復瑜伽也要暖身？修復瑜伽難道還不夠放鬆嗎？」事實上，暖身伸展可以讓身體真正放鬆，這也是修復瑜伽的目標。身體放鬆後，你的身心就為接下來的練習姿勢做好準備了。這些暖身姿勢幫助你融入你的呼吸和練習環境，也讓你熟悉接下來即將用到的輔具。在每個姿勢中多花些時間，慢慢地融入在你的呼吸以及周遭環境和物件上。你準備好要融入了嗎？準備好開始放鬆了嗎？在以下列出的姿勢中選擇其中幾個來暖身，尤其可以選擇一些較能顯示身體問題的姿勢，你會需要多一些暖身來舒緩那些問題。練習之前，選出其中幾個伸展動作來暖身即可，不需要全部都做完。

1. 頸部伸展

受益脈輪：

督夏平衡：K−, P+, V+

所需輔具
• 瑜伽墊
• 椅子（可省略）
• 瑜伽磚（可省略）

你的脖子總是承受著很大的緊張和壓力，接下來的這個練習是一個很好的伸展動作，有助於放鬆緊繃的狀態。人們經常做的轉頸運動其實不是很安全，但接下來的這個伸展練習，是物理治療師認可的放鬆動作！

做法

1. 在椅子或地板上舒適地坐下。

2. 將背打直，頭垂向胸口。側頭，讓右耳貼近右肩。保持在這個動作，並做幾個深呼吸。此時你也可以伸長左手，以加深伸展。

3. 將頭擺正，保持低頭，並緩緩側頭，讓左耳貼近左肩。保持在這個動作，並做幾個深呼吸。此時你也可以伸長右手，以加深伸展。

4. 將頭擺正，並抬起頭來。

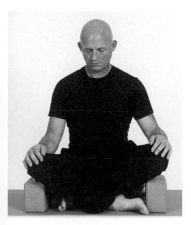
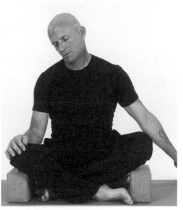
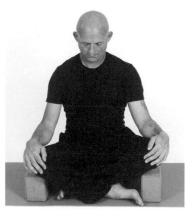

2. 仰臥手抓腳式

受益脈輪：

督夏平衡：K+, P+, V=

所需輔具
- 瑜伽墊
- 牆面（可省略）
- 伸展帶
- 瑜伽磚（可省略）
- 瑜伽毯（靠頭枕狀，可省略）

　　這個姿勢有助於打開和伸展背部、腿部和臀部。它可以在沒有牆面支撐的情況下完成，也可以不需要毯子或瑜伽磚。在其他更動態的瑜伽型態中，你需要單腳站立才能完成這個姿勢，但是在修復瑜伽中是躺下進行的，也更容易做到！

做法

1. 仰臥，並將兩腿伸直，想要的話也可以讓腳掌抵著牆面以保持穩定。如果需要支撐，可以將瑜伽毯摺成靠頭枕狀，並墊在頭部下方。若背部感到不舒服，可以將腿彎曲，讓沒有套著伸展帶的那隻腳掌平放在地板上。

2. 兩手分別握著伸展帶的兩端，將其中一邊膝蓋彎到胸前，並將伸展帶套在該隻腳的足弓處。套好後伸直你的腿，直到它與地板垂直。保持這個姿勢兩分鐘，使伸展動作發揮效果，但如果你無法維持這麼久，至少每隻腿垂直伸展一分鐘。

3. 接下來用同一隻手握住伸展帶的兩端，假如你的右腿正在垂直伸展，就用右手握住伸展帶兩端。若有需要，你可以先在臀部旁邊放置一塊瑜伽磚，準備用來支撐。將正在伸展的腿往旁邊打開。保持打開姿勢至少一分鐘。

4. 現在讓腿部回到垂直伸展狀態，將伸展帶兩端交到另外一隻手上，假如你的右腿正在垂直伸展，現在就換成用左手握住伸展帶兩端。保持伸展帶呈現緊繃狀態，將腿橫放到另外一側。若有需要，可以在另一側也放置一塊瑜伽磚來支撐。腳不一定要碰得到地板或放在瑜伽磚上，要讓身

體有獲得伸展的感受。保持這個姿勢至少一分鐘。

5. 換另一條腿重複以上動作。

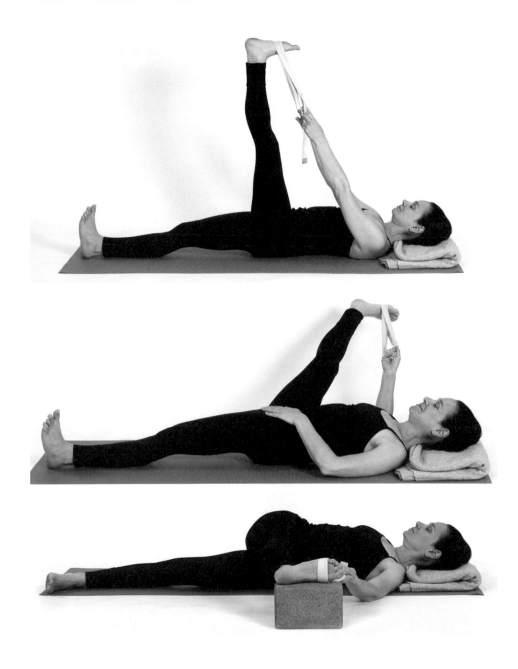

3. 抵牆貓牛式

所需輔具
- 瑜伽墊
- 瑜伽毯（靠頭枕狀，可省略）
- 牆面

　　這個姿勢可以幫助你鍛鍊到下腹部的肌肉，有助於加強你的下核心，進而強健你的下背部。背部緊繃或下半身緊繃的人，都應該運用這個姿勢來暖身。此外，對於有手腕或膝蓋問題的人來說，這種練習不需要用到手掌和膝蓋，比傳統的貓牛式更容易做到。這個姿勢對於背部緊張有很好的放鬆效果，尤其若你平時大部分時間都坐在桌前，將更有幫助！

▌做法

1. 仰臥，並將你的雙腳腳掌抵在牆面上。
2. 膝蓋彎起，讓臀部更接近牆面，你的姿勢看起來就像是仰躺著坐在椅子上。若有需要，可以將瑜伽毯枕在頭部下方，讓頸部獲得支撐。
3. 抬起你的骨盆，使上背部完全平放在地面上，然後再向下收回你的骨盆，使下背部呈弧線狀。反覆這個動作至少三次。嘗試讓動作與呼吸同步，在抬起骨盆且背部平坦時呼氣，而收回骨盆且背部彎曲時吸氣。

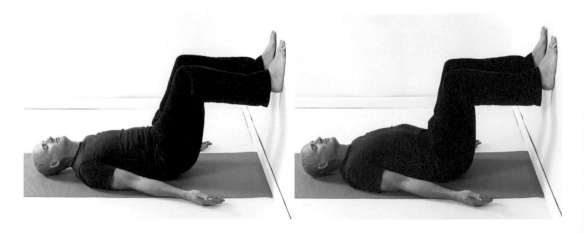

4. 面牆下犬式

受益脈輪：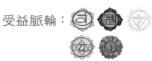

督夏平衡：K+, P+, V=

這個動作能強健手腕力量，並打開肩膀、背部和腿部。如果你的手腕有些病痛，或者你不想讓手部承受過大的壓力，抵著牆練習這個姿勢將有助於緩解壓力。這個姿勢對孕婦也十分有益，因為它能讓子宮慢慢移動，並消除周圍的緊繃感。

所需輔具

・瑜伽墊
・牆面或椅子

▌做法

1. 將雙手放在牆上或椅背上，然後往後走幾步，直到你的身體和地板呈現平行，雙腳的位置要在臀部正下方。雙手分開，保持與肩膀和身體兩側同寬。

2. 身體向後推，確保你的雙腳位在臀部的正下方，和臀部成一直線。將頭低下來，位置在兩臂之間。

3. 保持這個姿勢至少兩分鐘，花些時間讓身體的壓力慢慢被舒緩。

4. 當你準備結束這個姿勢時，要慢慢往牆面或椅子走去，最後才直起身。

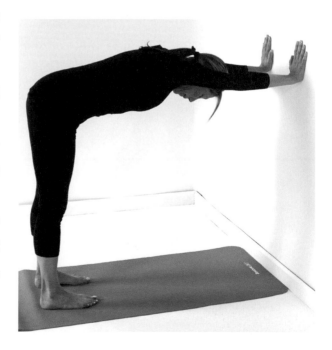

5. 面牆半三角前彎式

所需輔具
- 瑜伽墊
- 牆面或椅子

這個姿勢能放鬆並打開你的腿部和腰部，如果你的小腿或腿筋緊繃，或者下背部有些病痛，務必要練習這個姿勢。運用牆面或椅子來輔助練習，最大的好處是讓這些姿勢變得很安全，就連有血壓問題的人也可以練習！若你患有高血壓，那麼你真的不該進行一些上下顛倒的動作（也就是讓你的頭部位置低於心臟），那些動作會為頭部帶來不必要的壓力。

▎做法

1. 將雙手放在牆上或椅背上，將你的右腳放在距離牆面或椅子大約三十公分的位置，然後左腳往後退大約一公尺的距離，使左腳與右腳對齊。
2. 伸直你的雙臂，抵在牆面或椅背上來支撐。將你的身體往下彎，到與地板接近一半平行的位置，並讓你的手臂在與身體相同的位置。稍微調整你的動作，讓手臂完全伸直，並維持一分鐘。
3. 一分鐘後換腳，左腳在前，右腳在後。

瑜伽知識

與所有前彎動作一樣，在彎下腰之前，背部一定要先延伸。大家經常在前彎動作中直接從腰部向前彎曲，這是非常不好的，腰部並不是前彎姿勢應該開始的區域。直接彎腰不但不會讓你的身體得到最好的伸展，還可能會讓你傷到自己。另外需要注意的是，如果你患有下背部疼痛、坐骨神經痛或椎間盤突出，請在練習前彎動作時保持膝蓋彎曲，以保護背部。切記本書第一部分中提到的觀念：「沒有疼痛，就是收穫」。

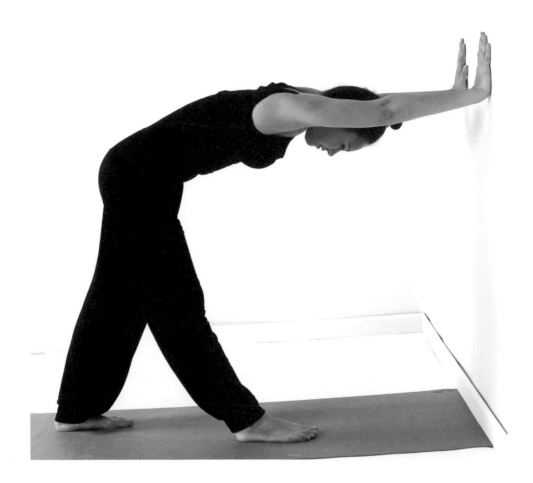

6. 坐姿扭轉

受益脈輪：

督夏平衡：K–, P+, V+

方式一所需輔具
- 瑜伽墊
- 瑜伽毯（摺成小方形或長形，可省略）

方式二所需輔具
- 瑜伽墊
- 椅子
- 瑜伽磚 （可省略）

　　扭轉是很好的暖身方法，可以提升腹部（也就是核心部位）肌肉的溫度，這些肌肉負責支撐你的脊椎，並保護你腹部內的器官。扭轉動作會打開你的核心肌群，並延伸你的脊椎。特別要注意的是，若你患有椎管狹窄症或任何椎間盤突出的問題，又或者若你已經懷孕了，都不建議練習扭轉動作。

方式一做法

1. 盤腿坐在地上，若有需要，可以在臀部下方墊一塊摺成小方形或長形的瑜伽毯，讓自己坐得更舒適。將左手放在左膝上，右手放在身後。用你的左臂當作輔助，將背打直。將背打直時深吸一口氣，並在你加深扭轉時吐氣。在這個動作中至少完成三次深呼吸。

2. 交替你的盤腿坐姿，將原本在地面上的那一隻腳放到上面來。接著將右手放在膝蓋上，左手放在身後，重複一次以上步驟。

方式二做法

1. 在椅子上坐下之後轉向左邊，使兩腿朝向左側。若有需要，可以在膝蓋之間放一塊瑜伽磚，以便轉動時不會讓背部受傷。

2. 將雙手放在椅背上，肩膀完全打開。吸氣，將背打直，接著呼氣並向左轉向椅背。在這一側反覆轉動，至少吸吐三次。

3. 在椅子上轉動身體，使兩腿朝向右側，並重複以上步驟。

方式一做法▶

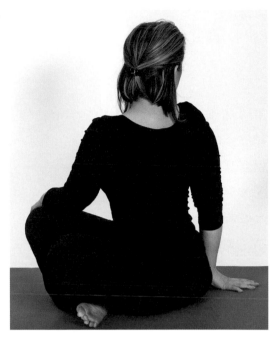

◀方式二做法

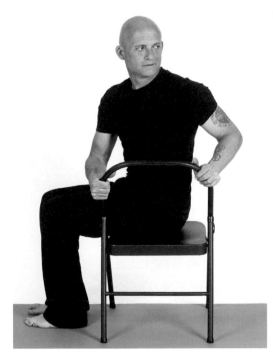

7. 肩膀伸展

受益脈輪：

督夏平衡：K–, P +, V +

所需輔具
- 瑜伽墊
- 伸展帶
- 瑜伽毯（摺成小方形或長形）
  或椅子（可省略）

　　肩膀是很複雜的部位。就連每天簡單的小動作，都很容易造成肩膀的肌肉、肌腱、骨頭、肩窩和肩關節變得緊繃或受傷。以下一系列肩部伸展動作，將有助於為你緊繃的肩膀肌肉加溫和釋放壓力。無論你是否曾因運動過度而受傷，或是你因為平時壓力大而有肩頸僵硬的問題，都可以從這一系列伸展動作中獲得舒緩。肩部伸展動作甚至對頭痛也很有幫助！練習這一系列動作時，你可以站著、坐在瑜伽墊上或坐在椅子上，以讓自己舒適的方式進行即可。

▌做法

1. 讓自己舒服地站著或坐下來，取其中一段伸展帶，繞成一個直徑與肩膀同寬的圈，將拇指勾在圈圈的兩端，最後抬起你的手臂並打直。

2. 吸氣時將手臂向上伸展，呼氣時將手臂放下。重複以上動作三次。

3. 向前伸長手臂，慢慢抬起手臂至頭頂。保持這個姿勢，深深吸一口氣到腹部（也就是你身體的中心），並在吐氣時向右傾斜身體，接著再吸一口氣，並將手臂平放到你的面前位置，再吐氣，並向左傾斜你的身體。每側重複三次，最後回到正中央位置，然後放下手臂。

4. 向前伸長手臂，然後慢慢抬起手臂至頭頂。保持這個姿勢，深深吸一口氣到腹部（也就是你身體的中心），並在吐氣時將你的身體向右轉動（試著讓下半身保持穩定）。接著再吸一口氣，同時身體回正，然後吐氣，並向左轉動身體。每側重複三次，最後回到正中央位置，然後放下手臂。

5. 鬆開伸展帶的其中一端，將雙手放到身後，拇指再重新勾住圈圈的兩端，

然後深吸一口氣。將你的手臂向後方和上方延伸，彷彿要遠離你的身體，同時吐氣。重複以上動作三次。

6. 完成以上這些伸展之後，向上聳起肩膀，同時吸氣，接著在吐氣時將肩膀放下，這個動作將會釋放你肌肉剩餘的緊繃感。

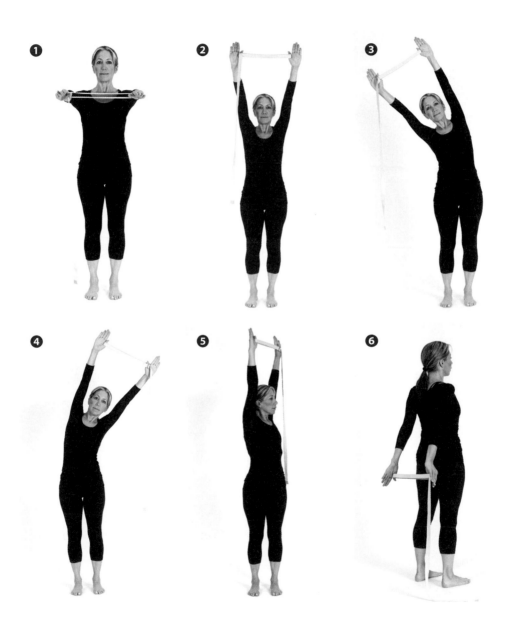

8. 鷹手式

受益脈輪：

督夏平衡：K−, P+, V+

所需輔具
・瑜伽墊
・椅子（可省略）

　　練習這個姿勢時，你可以坐在摺成小方形或長形的瑜伽毯上，也可以坐在椅子上或站著。這個姿勢可以伸展你的肩膀、上背部和頸部。如果你有肩頸僵硬的問題，練習這個姿勢會大有幫助，尤其對於整天坐在電腦前工作的人來說，這是一個非常棒的放鬆動作！

做法

1. 在椅子或地板上舒適地坐下，或也可以站著。張開你的雙臂，與身體形成一個「T」字型。右手臂先往左移動，越過胸前，最後放置在你的左肩側。左手臂往右移動，經過胸前，最後放置在你的右肩側。

2. 低下頭，下巴垂到胸前，藉此伸展你的上背部和頸部。停在這個姿勢中，呼吸數次，然後抬起下巴，向上抬起你的手臂，讓兩隻手臂在你面前呈現交纏狀，手掌則呈現手背對手背（或手掌對手掌）的狀態。抬起手肘部位，直到你感覺背部有伸展，並停留在這個姿勢中呼吸數次（如果你的肩膀非常緊繃，你可能會無法將手臂纏繞在一起，這種情況下，你只需保持在第一步驟的位置即可）。最後，鬆開你的雙手，並放下到身體兩側。

3. 接著交換手臂的上下位置。張開你的雙臂，與身體形成一個「T」字型。這次左手臂先往右移動，越過胸前，最後放置在你的右肩側。右手臂再往左移動，經過胸前，最後放置在你的左肩側。重複以上步驟。

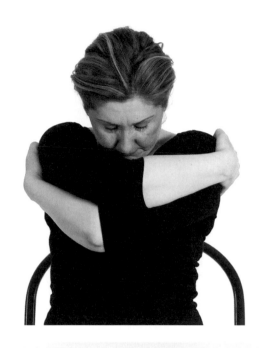

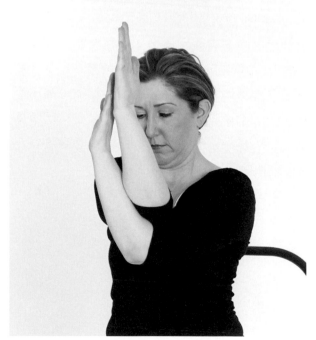

9. 牛面式

受益脈輪：

督夏平衡：K−, P+, V+

這個姿勢能伸展到三頭肌和肩膀。在你的臀部下方墊一條瑜伽毯或一個瑜伽枕，能幫助你的膝蓋保持在正確的位置上，切記骨盆不可以向下傾斜，這樣你的背部才能完全打直。

所需輔具

- 瑜伽墊
- 椅子（可省略）
- 瑜伽毯（摺成小方形或長形）或瑜伽枕（可省略）
- 伸展帶（可省略）

做法

1. 在椅子或地板上舒適地坐下，或也可以站著。若你坐著，可以在臀部下方墊一條瑜伽毯或一個瑜伽枕，使自己坐得更舒適。

2. 將兩隻手臂向上伸展，接著彎曲右臂，將右手掌放在上背部，彷彿你正要拍拍自己的背。接著將左手放在右手肘上，以伸展你的三頭肌。停在這個姿勢中，深呼吸數次。

3. 將左臂向外伸展，接著彎曲左手肘，將手掌朝上放在背後，使你的左手背貼在你的背上，手指朝向頭部方向。最後用左手抓住你的右手。如果你兩手沒辦法互相接觸到，可以使用伸展帶或一件衣服來輔助。停在這個姿勢中，至少完成五次深呼吸。

4. 鬆開雙手，再次抬起雙臂向上伸展，這次換成將右手放在左手肘上，並重複一次以上動作。

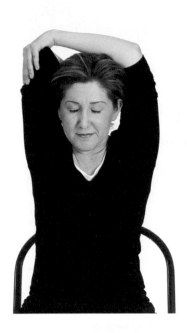

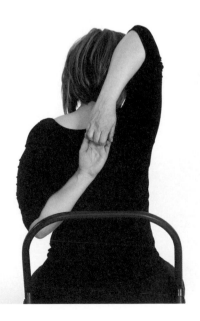

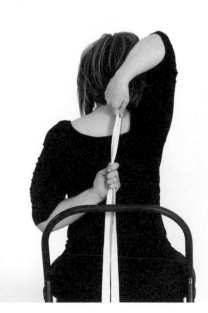

10. 抱膝屈腿式

受益脈輪：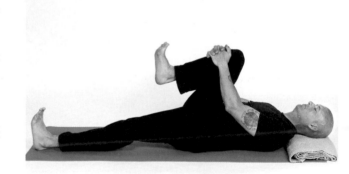

督夏平衡：K+, P+, V=

所需輔具
- 瑜伽墊
- 瑜伽毯（摺成長形）

抱膝屈腿式也被稱為「排氣式」，運用「下行氣」，讓能量向下移動。這個姿勢能打開你的消化系統，並舒緩背部壓力。練習的時候一定要注意你的呼吸，在你仰臥時吸氣，而抬起頭彎向膝蓋時吐氣，一定要讓你的呼吸又深又長。

做法

1. 在瑜伽墊上舒服地躺下。

2. 深吸一口氣，接著當你吐氣時，將你的右膝蓋抬向自己，雙手抱住你的小腿或大腿，並且彎起頭來朝向膝蓋。再吸一口氣，同時放平你的頭部，並在雙手放下腿部時吐氣。

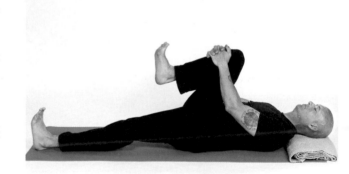

3. 再次吸氣，接著當你吐氣時，將你的左膝蓋抬向自己，雙手抱住你的小腿或大腿，彎起頭來朝向膝蓋。再吸一口氣，同時放平你的頭部，並在雙手放下腿部時吐氣。

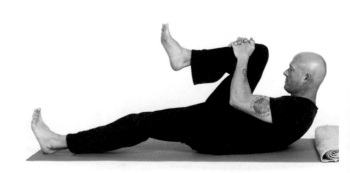

4. 每一邊要重複三次。

後彎體位法

在這個小節中，你將學到專門訓練背部和脊椎的姿勢，這兩個部位提供了身體最主要的支撐。後彎動作有助於舒緩背部緊張，並消除不良姿勢帶來的影響。許多人整天坐在辦公桌前，姿勢不良是一個十分常見的問題。此外，後彎動作還能刺激淋巴系統，對清除體內毒素非常有幫助。在後彎動作的諸多益處中，最重要的好處之一還有降低體內的皮質醇，這種壓力荷爾蒙會對我們的健康造成嚴重破壞。

在肢體方面，修復瑜伽的後彎動作也能伸展身體前半部的肌肉，當你身體前半部澈底伸展，你便可以更深入地呼吸，獲得更多能量。而隨著前胸的肌肉打開，心臟的循環力也會提升，神經系統和胸腺的循環也會一併獲得刺激，進而充分提升你的新陳代謝和免疫力。此外，你的「心輪」也會被打開，恐懼和悲傷的情緒得以釋放，被好的情緒和更多的愛所取代。練習後彎動作時，你可能會在心中感受到一股平淡之感（用阿育吠陀術語來說即是「tamasic」，意即「暗的」），你會感受到自己是有限的，並開始褪去你的成見，進而對新的事物更加心胸開放，讓你能夠更加深刻地體驗你的生活。

練習以下的姿勢時，你大多將躺在地上，並運用各種輔具來幫助練習，一定要有耐心！給自己多一些時間，你將會從這些練習姿勢中獲得充分的益處。在任何姿勢中，你都可以在身上蓋條毯子，也可以使用瑜伽眼枕、頭巾等等，幫助你加深放鬆感。這些輔具的重量和溫暖感也會增加你的安全感，讓你進一步放鬆。

1. 利用瑜伽毯伸展的 三個姿勢

受益脈輪：

督夏平衡：K–, P+, V+

所需輔具
- 瑜伽墊
- 瑜伽毯（長捲）

這個姿勢是一個很好的「預備動作」，為更深的後彎做好準備，而且它本身也算是後彎動作的一種。這個姿勢會從上背部開始釋放背部肌肉的緊張，接著慢慢移向背部中間位置，最後來到下背部。

▌做法

1. 在地板上鋪上一張瑜伽墊。

2. 第一個姿勢：將瑜伽毯捲成長捲，並橫放在瑜伽墊上。在瑜伽墊躺下，長捲的位置此時應位在你的肩膀下方（女生可以用胸罩背釦的位置作為依據）。 可以的話，將手臂往兩側張開，與你的身體呈現英文字母「T」的形狀，並且手臂位置應該稍微高於捲起的瑜伽毯，而不是與瑜伽毯同樣位置。膝蓋彎曲或伸直都可以，只要是你最舒適的姿勢即可。保持這個姿勢兩分鐘，專注於你的呼吸，盡量吸吐得越深越好。

3. 第二個姿勢：雙手按住捲起的瑜伽毯兩端，屁股抬高，並將瑜伽毯移動到你的背部中間位置。放置好之後，輕輕地重新躺下來。保持這個姿勢兩分鐘。膝蓋彎曲或伸直都可以，只要是你最舒適的姿勢即可。盡量深呼吸。

4. 第三個姿勢：雙手按住捲起的瑜伽毯兩端，屁股抬高，並將瑜伽毯移動到你下背部的位置。放置好之後，輕輕地重新躺下來，保持這個姿勢，放鬆兩分鐘。

5. 兩分鐘過後，抬起臀部並抽出瑜伽毯，然後再次將背部平放回瑜伽墊上，
   膝蓋保持彎曲。準備坐起來之前，雙膝靠攏，並伸展你的腳趾，讓你的
   背部在坐起來之前先放鬆一下。最後身體翻到右側，再慢慢坐起來。

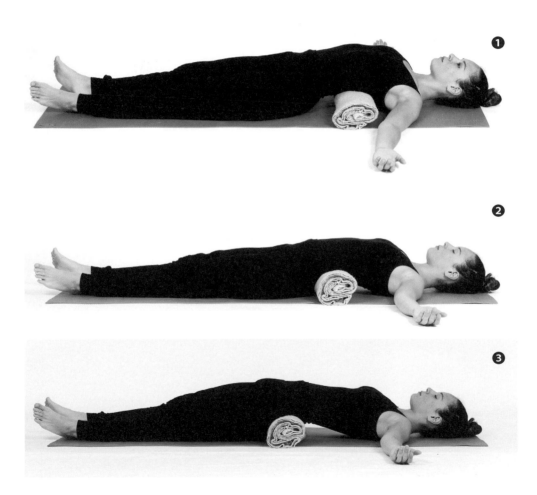

2. 簡單的橋式
（運用瑜伽磚或瑜伽枕作為輔助）

受益脈輪：

督夏平衡：K–, P+, V+

所需輔具
- 瑜伽墊
- 瑜伽磚或瑜伽枕

　　如果你長時間坐著工作，這個姿勢非常適合你練習。它可以消除腰部累積的所有壓力。尤其若你患有薦髂關節疼痛，或者平時腰部就非常緊繃疼痛，這個姿勢是非常好的舒壓動作。

做法

1. 在瑜伽墊上躺下來，彎曲膝蓋並抬起臀部，在你的下背部位置放置一個瑜伽磚或瑜伽枕。瑜伽磚或瑜伽枕的高度以你舒適為主。

2. 放下臀部，下背部躺在瑜伽磚或瑜伽枕上。手臂放在身體兩側，手掌向上攤開，放鬆你的全身。

3. 深呼吸並且持續放鬆，持續至少三分鐘，至多八分鐘。

4. 時間到後，輕輕抬起你的臀部，並拿開瑜伽磚或瑜伽枕。輕輕平躺在瑜伽墊上，休息一下下。最後身體翻到右側，再慢慢起身。

變化方式

如果你沒有瑜伽磚或瑜伽枕，你可以用幾條瑜伽毯來代替。將數張瑜伽毯摺成長形並疊起來到你需要的高度。

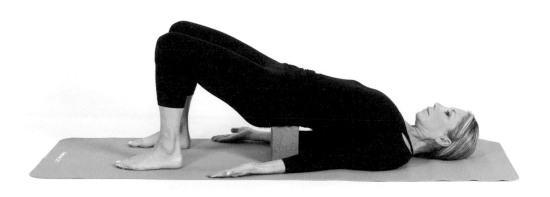

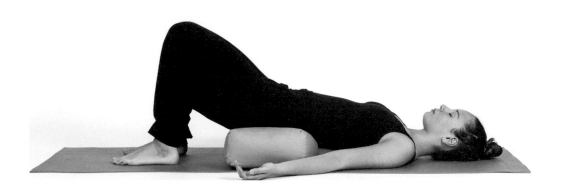

3. 仰臥橋式

受益脈輪：

平衡督夏：K–, P+, V+

這個姿勢非常適合放鬆你的上背部，也能改善肺部充血症狀，以及打開心輪。如果你患有腰部疼痛相關症狀，練習這個姿勢時，可以彎曲膝蓋，並將腳掌平放在地板上。

方式一所需輔具

- 瑜伽墊
- 兩個相同大小的瑜伽枕（如果你的身體較為緊繃，可以使用較扁較低的方形枕，如果你沒有瑜伽枕，可以用摺成長形的瑜伽毯替代）
- 三條瑜伽毯（摺成小方形，可省略，摺成靠頭枕狀或長形，可省略）
- 伸展帶（可省略）

方式二所需輔具

- 瑜伽墊
- 兩個瑜伽枕
- 兩塊瑜伽磚
- 瑜伽毯（摺成靠頭枕狀或長形，可省略）

▌方式一做法

1. 先把瑜伽枕或摺成長形的瑜伽毯都放在瑜伽墊上，將它們排列成長方形，放在你待會將躺下來的位置，長度則大約是從你的背部中間到腳底的距離。你可以將它們排列成 T 字形。接著在輔具上躺下，肩胛骨越過第一個瑜伽枕，使你的頭平放在地板上（頭部下方也可以墊一塊摺成靠頭枕狀或長形的瑜伽毯）。第二個瑜伽枕則是用來支撐你的膝蓋和小腿。手臂向兩側打開，與身體呈現 T 字形，或微微往上彎曲，形成一個 U 字形。

2. 如果你的小腿，會超出第二個瑜伽枕，就用一塊摺成小方形的毯子墊在腳下，好支撐你的雙腳。你也可以將大腿綁在瑜伽枕上，腿部和背部會更加放鬆，可以提供更多支撐。

3. 要從這個姿勢起身前，將腳掌平放在地板上，抬起臀部，並用手將瑜伽枕推開，最後才將臀部放在地板上。接著雙腳踩在瑜伽枕上，膝蓋往兩邊打開，讓腳掌對著腳掌。這個動作可以打開你的臀部，並且在完全起身之前放鬆你的背部。維持這個姿勢一分鐘，然後用手併攏你的雙腿，最後身體翻到右側，再慢慢坐起身。

方式二做法

1. 站在瑜伽墊上並面對牆壁。將兩塊中等高度的瑜伽磚放在靠牆的位置，並在瑜伽墊上放兩個瑜伽枕，短邊面向牆壁，另一個與牆面平行，然後在瑜伽枕上坐下來。調整瑜伽枕擺放的位置，使其符合你的身高。腳掌靠著牆壁，腳跟則擺在瑜伽磚上，然後整個人在瑜伽枕上躺下來。調整自己的位置，讓你的肩膀剛好放在瑜伽枕的末端，而你的頭部則平放在地板上（若有需要，可以在頭部下方墊一張摺起的瑜伽毯）。兩腿要完全伸展，雙腳緊緊地壓在牆面上。你的手臂可以向兩側張開，與身體呈 T 字形，或向上彎曲，與身體呈 U 字形，並平放在地板上。保持這個姿勢最少五分鐘，最多則可長達二十分鐘。

2. 要從這個姿勢起身前，先彎起膝蓋，將腳掌平放在地板上。抬起臀部，並用手將瑜伽枕推離臀部，再將臀部放在地板上。接著雙腳踩在瑜伽枕上，膝蓋往兩邊打開，讓腳掌對著腳掌。這個動作可以打開你的臀部，並且在完全起身之前放鬆你的背部。維持這個姿勢一分鐘，然後用手併攏你的雙腿，最後身體翻到右側，再慢慢坐起身。

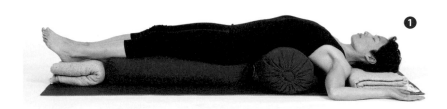

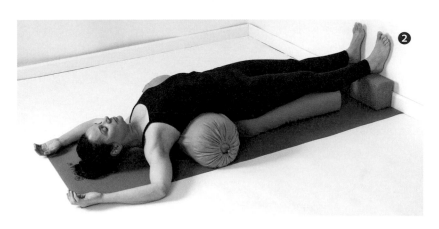

4. 輔助束角式

平衡督夏：K–, P–, V=

這是修復瑜伽最受歡迎的姿勢之一，它能幫助打開背部和臀部、伸展你的大腿內側、釋放骨盆區域的壓力，並帶來一種身心寧靜的感覺。這是一個非常重要的姿勢，可以回頭再讀一次本書的第三章，以便你確實地了解每種輔具應該要如何設置。練習過程中可以在身上蓋條毯子，使自己更加放鬆。

輔助束角式對女性的經前症候群或經期症狀非常有幫助，因為它能釋放壓力。對於消化系統有問題的人來說，這個姿勢也非常有益。

方式一所需輔具
- 瑜伽墊
- 瑜伽枕
- 瑜伽毯（摺成靠頭枕狀，可省略）
- 兩條瑜伽毯（短捲，可省略）

方式一做法

1. 在瑜伽墊上縱向平放一個瑜伽枕。
2. 在瑜伽墊上坐下，下背部靠在瑜伽枕的短邊上。
3. 將雙手放在身後的瑜伽枕上，胸部稍稍往前挺，讓身體形成一個微微的後彎動作，然後在瑜伽枕上躺下來。
4. 膝蓋往兩邊打開，讓腳掌對著腳掌。
5. 如果頸部需要更多支撐，可以將瑜伽毯摺成靠頭枕狀，墊在頭部下方。如果腿部需要支撐，則可以將兩條瑜伽毯捲成兩個短捲，並將它們分別墊在兩邊的膝蓋下方。你的雙手可以放在大腿上，或讓雙臂下垂放在身體兩側，手掌朝上。保持這個姿勢最少五分鐘，最多則為半小時。
6. 要從這個姿勢起身時，用兩手從大腿外側往內推，併攏你的雙腿。接著身體翻向右側，稍微調整一下之後，再慢慢坐起身。

方式二做法

1. 將兩塊瑜伽磚豎起來放在瑜伽墊上，中間間隔一小段距離。這兩塊瑜伽磚的組合，可以是一塊高的和一塊中高度的，或是兩塊都是中高度的。接著在瑜伽磚上放一個瑜伽枕。

2. 在瑜伽墊上坐下，下背部靠在瑜伽枕的短邊上。

3. 將雙手放在身後的瑜伽枕上，胸部稍稍往前挺，讓身體形成一個微微的後彎動作，然後在瑜伽枕上躺下來。

4. 膝蓋往兩邊打開，讓腳掌對著腳掌。

5. 如果頸部需要更多支撐，可以將瑜伽毯摺成靠頭枕狀，墊在頭部下方。如果腿部需要支撐，則可以將兩條瑜伽毯捲成兩個短捲，並將它們分別墊在兩邊的膝蓋下方。另外，也可以用一條攤開的毯子蓋在自己身上。你的雙手可以放在大腿上，或讓雙臂下垂放在身體兩側，手掌朝上。

6. 要從這個姿勢起身時，用兩手從大腿外側往內推，併攏你的雙腿。接著身體翻向右側，稍微調整一下之後，再慢慢坐起身。

方式二所需輔具

- 瑜伽墊
- 兩塊瑜伽磚
- 瑜伽枕
- 瑜伽毯（摺成靠頭枕狀，可省略）
- 兩條瑜伽毯（短捲，可省略）
- 瑜伽毯（攤開，可省略）

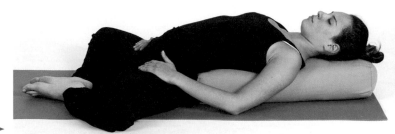

◄ 方式二做法

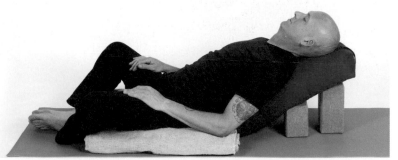

方式一做法 ►

方式三做法

1. 按照方式一或方式二的第一步驟來設置瑜伽枕。

2. 在瑜伽墊上坐下，下背部靠在瑜伽枕的短邊上。將雙手放在身後的瑜伽枕上，胸部稍稍往前挺，讓身體形成一個微微的後彎動作，然後在瑜伽枕上躺下來。

3. 將伸展帶繞成一個大圈。大圈的其中一端越過你的頭部，套在腰部以下的下背部位置。雙腳併攏後，膝蓋慢慢往兩邊打開。

4. 腳掌對著腳掌，大圈的另一端套住兩隻腳掌。然後將大圈的兩側拉起來，放置在你的大腿內側。將伸展帶拉緊，直到你的膝蓋感到被支撐。將你的雙手放在大腿上，或讓雙臂下垂放在身體兩側，手掌朝上。

5. 如果頸部需要更多支撐，可以將瑜伽毯摺成靠頭枕狀，墊在頭部下方。如果腿部需要支撐，則可以將兩條瑜伽毯捲成兩個短捲，並將它們分別墊在兩邊的膝蓋下方。

6. 要從這個姿勢起身時，用兩手從大腿外側往內推，併攏你的雙腿。接著身體翻向右側，稍微調整一下之後，再慢慢坐起身。

方式三所需輔具
· 瑜伽墊
· 瑜伽枕
· 兩塊瑜伽磚（可省略）
· 伸展帶
· 瑜伽毯（摺成靠頭枕狀，可省略）
· 兩條瑜伽毯（捲成短捲，可省略）

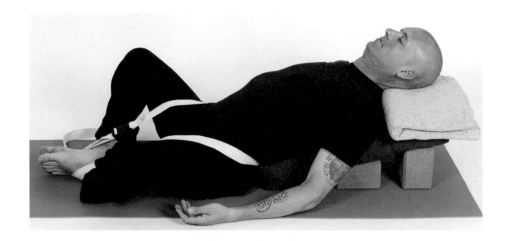

方式四做法

1. 按照方式一或方式二的第一步驟來設置瑜伽枕。將雙手放在身後的瑜伽枕上,胸部稍稍往前挺,讓身體形成一個微微的後彎動作,然後在瑜伽枕上躺下來。

2. 再將另一個瑜伽枕橫向放在你的膝蓋下方,與第一個直向放置的瑜伽枕垂直。

3. 膝蓋往兩邊打開,讓腳掌對著腳掌。下方的瑜伽枕會支撐著你的膝蓋。將你的雙手放在大腿上,或讓雙臂下垂放在身體兩側,手掌朝上。

4. 如果頸部需要更多支撐,可以將瑜伽毯摺成靠頭枕狀,墊在頭部下方。

5. 如果想在身上蓋一條瑜伽毯,那麼就將雙臂垂放在身體兩側,瑜伽毯橫向攤開蓋在身上,然後將毯子的兩端摺進你的手臂內側,如此一來,當你的手臂放下來時,瑜伽毯就會緊緊包覆住你的身體。

6. 要從這個姿勢起身時,用兩手從大腿外側往內推,併攏你的雙腿。接著身體翻向右側,稍微調整一下之後,再慢慢坐起身。

方式四所需輔具

- 瑜伽墊
- 兩個瑜伽枕
- 兩塊瑜伽磚(可省略)
- 瑜伽毯(摺成靠頭枕狀,可省略)
- 瑜伽毯(摺成長形,可省略)
- 瑜伽毯(攤開,用來蓋在身上,可省略)

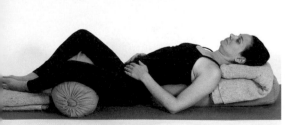
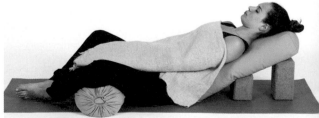

方式五所需輔具
- 瑜伽墊
- 瑜伽枕
- 兩塊瑜伽磚（可省略）
- 瑜伽毯（摺成窄長形）
- 瑜伽毯（摺成靠頭枕狀）

▌方式五做法

1. 按照方式一或方式二的第一步驟來設置瑜伽枕。並在手邊放一條摺成窄長形的瑜伽毯。

2. 將雙手放在身後的瑜伽枕上，胸部稍稍往前挺，讓身體形成一個微微的後彎動作，然後在瑜伽枕上躺下來。如果頸部需要更多支撐，可以將瑜伽毯摺成靠頭枕狀，墊在頭部下方。

3. 雙腳併攏，腳掌緊靠在一起，把摺成窄長形的瑜伽毯橫放在腳掌上，接著用毯子包裹住你的腳掌。將毯子的兩端從下方繞過你的腳踝，再往上穿過你的小腿內側。用雙手拉住毯子兩端，將毯子拉向自己，讓你的雙腳更靠近你的腹股溝位置，接著膝蓋往兩邊打開，讓腳掌對著腳掌，而毯子的兩端則擺放在你的大腿上。

4. 要從這個姿勢起身時，用兩手從大腿外側往內推，併攏你的雙腿。接著身體翻向右側，稍微調整一下之後，再慢慢坐起身。

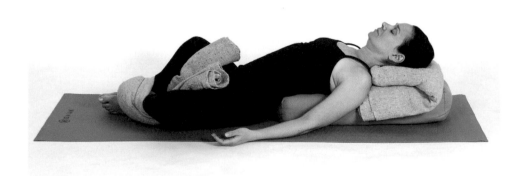

5. 十字枕式

受益脈輪：

督夏平衡：K–, P+, V+

所需輔具

- 瑜伽墊
- 兩個瑜伽枕（最好方形和圓柱形各一，圓柱狀的墊在最底下）
- 瑜伽毯（摺成靠頭枕狀，可省略）

這個姿勢是一個十分簡單的後彎動作，非常容易做到，對身體來說也沒有負擔。當你的心靈狀態不佳時，它能打開身體的前半部和你的心輪，進而舒緩你的內心。練習這個姿勢時，將雙腳緊緊抵住牆面，可以增加穩定和舒適感。

做法

1. 在你的瑜伽墊上放兩個瑜伽枕，將它們疊成一個正十字的形狀，橫向的枕頭在下，直向的在上。在十字形的瑜伽枕上躺下來，你的脊椎會剛好擺放在直向的那個瑜伽枕上，手臂往兩側打開，上臂與橫向瑜伽枕呈現平行，並且胸部位置應該處於身體的最高點。將肩膀放鬆，垂在直向瑜伽枕的兩側，手臂可以呈現 U 字形，或展開與身體呈 T 字形。將頭平放在地上，若有需要，也可以將瑜伽毯摺成靠頭枕狀，墊在頭部下方。保持在這個姿勢中至少五分鐘。

2. 要從這個姿勢起身時，先慢慢往下滑，直到你的臀部離開瑜伽枕並平放在地板上。彎起膝蓋，接著身體翻向右側，再慢慢坐起身。

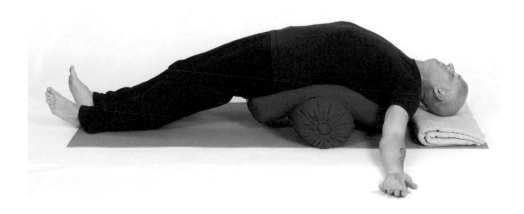

6. 魚式

（以瑜伽磚或瑜伽枕輔助）

受益脈輪：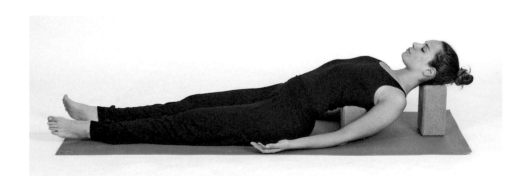

督夏平衡：K–, P+, V+

所需輔具
- 瑜伽墊
- 兩塊瑜伽磚
- 一到兩個瑜伽枕（可省略）
- 瑜伽頭巾（可省略）

　　胸腺位在胸腔內胸骨上端的位置，是免疫系統的中心。如果刺激胸腺，也能促進免疫系統的運作。像魚式這種能夠打開胸部的姿勢，將有助於強健你的免疫系統，使你更有力量抵禦病毒或細菌的入侵。若你的免疫系統本身反應過度，在你的修復瑜伽練習計畫中加入魚式，也可以在過敏季節時有效舒緩免疫系統。練習時如果你背部下方只墊一塊瑜伽磚，則可以打開你的喉部。練習魚式時要記得深呼吸，可以使這個姿勢發揮最大的效果。設置輔具時，你可以直接躺在瑜伽磚上，或在瑜伽磚上先鋪一塊瑜伽枕再躺下。

做法

1. 如果你僅使用瑜伽磚，將兩塊瑜伽磚豎起來放在瑜伽墊上，中間間隔一小段距離。這兩塊瑜伽磚的組合，可以是一塊高的和一塊中高度的，或是一塊中高度的和一塊矮的。如果你還有搭配使用瑜伽枕，可以將瑜伽枕墊在瑜伽磚上，或者平放在瑜伽墊上。

2. 在瑜伽磚或平放的瑜伽枕上躺下，雙腿伸直。躺著至少五分鐘，專注於呼吸，放鬆你的胸腔。若有需要，也可以使用瑜伽頭巾讓自己更加舒適和放鬆。你也可以曲起雙腿，並在腿下再多墊一個瑜伽枕以獲得更多支撐。將你的雙臂平放在身體兩側，手掌朝下或朝向自己的身體。

3. 要從這個姿勢起身時，先曲起膝蓋，接著身體翻向右側，將瑜伽磚和瑜伽枕推開後，再重新躺平，但膝蓋保持彎曲。當你平躺在地上時，專心感受你的胸腔更加打開。稍微調整一下之後，身體再翻向右側，最後慢慢坐起身。

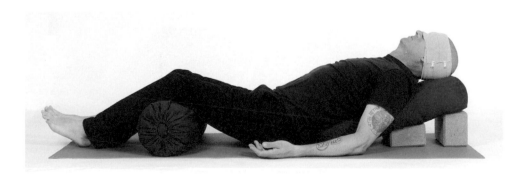

7. 敞胸式

受益脈輪：

督夏平衡：K−, P−, V=

所需輔具

- 瑜伽墊
- 兩個瑜伽枕
- 瑜伽毯（摺成靠頭枕狀或長形，可省略）

　　這個姿勢有助於消除你不自覺聳肩所帶來的壓力，這種壓力幾乎每天都會發生，想想你一天中所有坐在桌前、開車坐車的時間等等！這個姿勢能夠打開背部和胸部，有助於釋放呼吸，並為身體帶來新的能量。總而言之，這個姿勢能使人振奮，尤其是你從姿勢中起身時，更能感受到它的效果。這個姿勢要使用兩個平行擺放的瑜伽枕。有些其他的系列動作也會融入這個姿勢，但多半只使用一個瑜伽枕或一條瑜伽毯。如果你正在練習其他系列動作，要注意參考特定的動作說明，好確保你了解輔具的使用方式和時機。

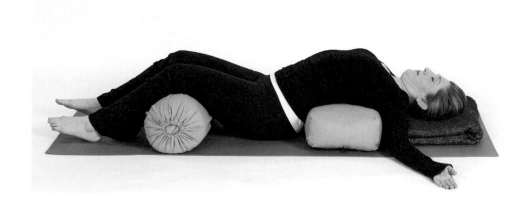

做法

1. 先在瑜伽墊上橫向放置一個瑜伽枕，位置要在你的肩胛骨和背部中間區域，另一個瑜伽枕也橫向放在瑜伽墊上，位置要在你的膝蓋下方。

2. 在擺設好的瑜伽枕上躺下來，雙手往兩旁張開，與身體呈現 T 字形。如果感覺瑜伽枕太高了，你可以在頭部下方墊一塊摺成靠頭枕狀的瑜伽毯，或者將肩胛骨下方的那個瑜伽枕更換成一條摺成長形的瑜伽毯。

3. 保持這個姿勢至少五分鐘，至多二十分鐘。專注於充分地深呼吸。

4. 要從這個姿勢起身時，先將雙腳放在膝蓋下方的那個瑜伽枕上，然後用腳將瑜伽枕推開。接著曲起膝蓋，身體翻向右側。此時你也可以將肩胛骨的那個瑜伽枕推到頭部下方，將它當作枕頭。稍微調整一下之後，再慢慢坐起身。

瑜伽知識

你是否常常發現自己坐著的時候肩膀會不自覺地垮下來，甚至駝背？這其實是一個十分明顯的跡象，表示著你生活中有些事情不在軌道上了，你可能會感到沮喪、毫無熱情或者倦怠。當你的心輪關閉時，你的胸口會縮起來，而呼吸可能會變淺，並且能量無法像狀態良好時那樣自由地通過你的心臟和肺部。練習修復瑜伽的後彎動作，能幫助你將胸腔打開，讓能量重新開始流動，並釋放胸部區域的深度緊張。這些姿勢能夠敞開你的心胸，讓你恢復成為充滿愛和活力的模樣。

8. 仰臥英雄式

受益脈輪：

督夏平衡：K+, P+, V=

背部總是很緊繃嗎？你可能會很意外地發現，其實大腿上緊繃的股四頭肌才是罪魁禍首喔！仰臥英雄式能伸展股四頭肌、腹部和髖部屈肌，放鬆這些部位之後，才能夠真正消除你背部的緊繃感。這個姿勢不僅對背部問題十分有幫助，還有益於你的呼吸和消化。如果你患有嚴重的股四頭肌或膝蓋相關問題，這個姿勢對你來說可能會稍微有點挑戰性，但在修復瑜伽的練習中，只要有輔具的幫忙，這個姿勢就會變得較容易完成！你可以根據你的需要調整和修改這個姿勢，而每一種變化方式，都應該練習至少五分鐘。

方式一所需輔具

- 瑜伽墊
- 瑜伽枕
- 瑜伽毯（摺成方形，可省略）
- 瑜伽毯（摺成長形，可省略）
- 瑜伽磚（可省略）

方式二所需輔具

- 瑜伽墊
- 二到四塊瑜伽磚（最少一定要兩個，另外兩個可省略）
- 瑜伽枕
- 兩條瑜伽毯（捲成長捲）

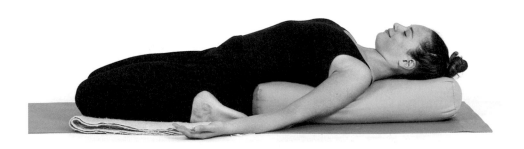

方式一做法

1. 若有需要，可以先在瑜伽墊上放一塊摺成方形的瑜伽毯，讓待會躺下的地方厚一些。在墊子上跪坐下來，並輕輕張開膝蓋。將瑜伽枕直向平放在瑜伽墊上，與你的脊椎平行。將雙手放在身後的瑜伽枕上，然後躺下來。頭要稍微抬高，因此你可以在頭部下方墊一塊摺成長形的瑜伽毯。如果躺得有點不舒服，在瑜伽枕的頂端位置下方再墊一塊瑜伽磚，這樣就會形成一個往上揚的高度。雙臂下垂放在身體兩側，手掌朝上。

2. 要從這個姿勢坐起身時，將雙手支撐在地上並往上將自己撐起來。接著將一隻腳先打直，再換另一隻腳，以恢復腿部的血液循環。

方式二做法

1. 如果方式一的伸展幅度過大，可以在臀部的位置下方加一塊矮的或中高度的瑜伽磚，跪坐下來後將臀部放在瑜伽磚上，另外瑜伽枕的頂部位置也再加一塊高度適中的瑜伽磚，讓你躺下時可以呈現一個傾斜的角度。如果你希望傾斜角度更大，可以在脊柱的尾端和頂端各放置一塊中低及中高度的瑜伽磚，讓傾斜的幅度更加循序漸進。最後在兩側各放一條捲成長捲的毯子，好讓手臂可以輕鬆地擺放在上面。

2. 要從這個姿勢坐起身時，將雙手支撐在地上並往上將自己撐起來。接著將一隻腳先打直，再換另一隻腳，以恢復腿部的血液循環。

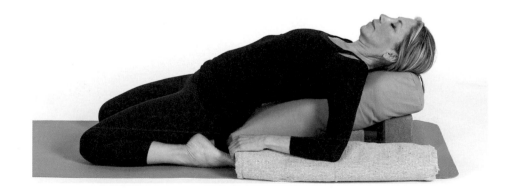

▌方式三做法

1. 將椅背靠著牆，並在底部鋪一張瑜伽墊。在椅子前放一條摺成方形的瑜伽毯。將瑜伽枕直向斜靠在座椅上，枕頭的頂端約在稍後你頭部的位置。在瑜伽枕傾斜的中間位置下面，放一塊中高度的瑜伽磚用來支撐枕頭的角度。在瑜伽枕的尾端再放一塊矮的瑜伽磚。跪坐下來，雙膝微微打開，臀部坐在矮的那塊瑜伽磚上。在你兩側各放一塊矮的瑜伽磚，並在磚上各放一條摺成方形的瑜伽毯。向後躺在瑜伽枕上，下手臂放在底下墊著瑜伽磚的毯子上。因為每個人身體的長度不同，你可能還會需要額外的輔具。如果躺下後你的頭部高過座椅太多，就在座椅上再橫向放置一個瑜伽枕，如果還需要更多支撐，就在頭部下方再墊一塊摺成小方形的瑜伽毯。

2. 要從這個姿勢坐起身時，將雙手支撐在地上並往上將自己撐起來。接著將一隻腳先打直，再換另一隻腳，以恢復腿部的血液循環。

方式三所需輔具

- 瑜伽墊
- 椅子
- 牆面
- 兩個瑜伽枕（至少一個，是否追加另一個則取決於你身體的長度）
- 四塊瑜伽磚（可省略，但手邊放著幾個備用，需要更多支撐時便可隨時補充）
- 兩條瑜伽毯（摺成長形）
- 瑜伽毯（摺成方形）
- 瑜伽毯（摺成小方形，可省略）

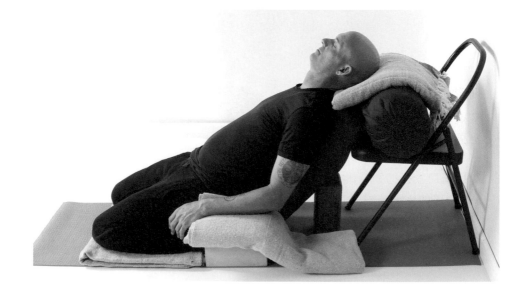

扭轉練習

　　扭轉是對你的身體最有益處的瑜伽姿勢之一。以身體的角度來看，扭轉能讓脊椎和主要關節（包括臀部和肩部的關節）保持良好的活動狀態。在現在的生活型態中，人們經常處於久坐狀態，脊椎便容易失去活動能力。脊椎周圍的組織和脊椎上的關節都因使用不足而萎縮，就連進行普通的動作都會疼痛起來，你的身體於是變得越來越容易受傷。練習扭轉姿勢可以逐漸緩和這種每況愈下的狀態。扭轉除了有益於脊椎，也能幫助扭轉和調整腹部器官，並有助於維持神經和循環系統的良好運作。艾揚格大師將扭轉姿勢描述為一種「對器官進行擠壓和浸泡」的動作。把你的身體想像成一條毛巾，要擰乾多餘的水。當你在扭轉的姿勢中擠壓你的內臟器官時，血液中的毒素也被擠出器官之外，新鮮的血液就會流入。扭轉動作能刺激身體的循環，促進神經系統自我更新，扭轉動作讓人通體舒暢！

　　每天練習一種扭轉姿勢，是個保持身體柔軟和靈活的好方法。扭轉動作十分適合作為前彎與後彎之間的過渡，因為扭轉能幫助脊椎附近暖身，並刺激新鮮的血液流向肌肉和器官。

瑜伽知識

修復瑜伽中大部分的扭轉動作都是安全的，但事先做好周全的考量還是很重要的。如果你最近接受過腹部手術，在練習這些姿勢之前，最好先向你的醫生確認一下。如果你患有坐骨神經痛或薦髂關節疼痛，務必根據你的需求盡可能進行更多調整，例如增加更多毯子和瑜伽磚等，以防你在練習過程中感到疼痛。如果你是孕婦，在較動態的瑜伽練習中通常不建議做扭轉的動作，但在修復瑜伽中，扭轉動作十分安全。記得要使用輔具來幫助你保持舒適並受到支撐。

1. 腹部扭轉式

受益脈輪：

督夏平衡：K−, P+, V+

所需輔具
- 瑜伽墊
- 兩個瑜伽枕
- 瑜伽毯（摺成長形，可省略）
- 瑜伽毯（摺成靠頭枕狀，可省略）

腹部扭轉式可說是瑜伽中效果最顯著的動作之一。當你扭轉時，肌肉之間相互按壓，能讓身體的壓力自然釋放，甚至不需要花費過大的力氣。下背部和腹部肌肉在這個姿勢中獲得有益於健康的按壓，能提供消化器官健康的刺激。在修復瑜伽中，扭轉動作通常是以瑜伽枕抬高臀部來達成，因為瑜伽枕能提供支撐。當你保持在扭轉姿勢之中時，身體核心部位的毒素得以獲得釋放（如果在扭轉姿勢中，瑜伽枕對你的臀部位置來說太高，可以用摺成長形的瑜伽毯替代）。

做法

1. 將瑜伽枕橫向放在瑜伽墊上，大約在墊子中間的位置。坐在瑜伽枕的中間，然後轉向左側並躺下來，你的下手臂會平行於瑜伽枕，然後曲起膝蓋，雙腿抬往胸口的方向。接著讓你的右腿完全越過你的身體，而左膝放置在地板上。你的右臀朝向空中，而左臀放置在瑜伽枕上。在你的兩腿之間放置另一個瑜伽枕。如果你還需要更多支撐，可以在你左腿下方再墊一塊摺成長形的瑜伽毯。接下來，將你的身體扭轉到正面位置，使它與腿部呈 90 度，記得要從你的身體扭轉，而不是你的腿部。

2. 將手臂向兩側打開，與身體形成 T 字形，並向後躺一些，使背部、頭部和手臂靠在地板上。往後躺的時候，務必確保臀部和腿部保持在原本的位置。如果你的頭部感到不舒服，可以在頭部下方墊一塊摺成靠頭枕狀的瑜伽毯，以獲得支撐。如果你的右肩感到不舒服，則可將右手放在肋骨的位置，手肘放在地上即可。保持這個姿勢至少三分鐘。

3. 要從這個姿勢坐起身時，將右手臂放到左邊，然後用兩隻手臂將自己向上撐起。接著先將一隻腳打直，再換另一隻腳，以恢復腿部的血液循環。

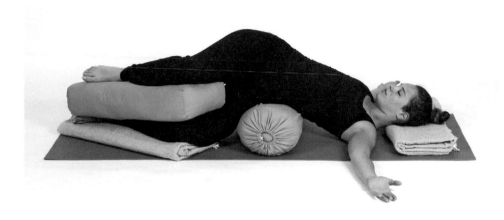

瑜伽知識

手邊隨時備好各種輔具（不同摺疊方式的瑜伽毯和瑜伽磚），並善加利用它們，讓自己能從各種姿勢中獲得更多助益。確保你的頭部、骨盆、膝蓋和腳都獲得足夠的支撐。

2. 腹部朝下扭轉
（以瑜伽枕輔助）

受益脈輪：

督夏平衡：K–, P+, V+

所需輔具
- 瑜伽墊
- 瑜伽枕
- 兩塊瑜伽磚
- 二至四條瑜伽毯（摺成長形）

　　這個動作是一種較為輕鬆的扭轉，可以讓你獲得完全的休息。它可以舒緩身體兩側和中段肌肉的壓力和緊繃，進而緩解你的呼吸，讓你獲得整體的平和感。這個溫和的姿勢適合每個人，即使患有背部相關問題或懷孕的人，都能放心地練習。

▍做法

1. 將瑜伽枕直向放置在瑜伽墊的中間。手邊先準備好一些瑜伽毯和瑜伽磚。

2. 先在瑜伽枕短邊的位置坐下來，你的右側臀部放在瑜伽枕上，而雙膝自然彎曲。

3. 調整一下瑜伽枕，確保你感覺舒適和受到支撐。你也可以使用兩塊瑜伽磚將瑜伽枕抬起一個角度（瑜伽磚的組合可以是一塊中高度和一塊矮的，或是一塊中高度和一塊高的），並且將一塊摺成長形的瑜伽毯放在瑜伽枕頭部下方的位置，以獲得更多的支撐。

4. 沿著瑜伽枕伸展你的右手臂，將右手臂放到身後的地板上，並將你的左手放在瑜伽枕的另一側。將你的腹部扭轉向瑜伽枕，然後讓自己趴到瑜伽枕上。吸氣時伸展你的脊椎，然後呼氣稍稍扭轉你的身體。將頭轉向膝蓋那一側，或者若想要更深的扭轉，就轉向另一側。如果你一開始沒有轉向另一側，幾分鐘之後，當你的身體越來越放鬆，你會發現自己已經可以做出更深地扭轉，將頭轉向另一側。讓瑜伽枕支撐著你，放鬆你的手臂，盡量不要自己出力。若有需要，可以在雙膝之間放置一條摺成長形的瑜伽毯或一塊瑜伽磚，好讓你的背部不會承受任何壓力。你也可

以在兩側各放一條摺成長形的瑜伽毯，讓兩隻手臂微微彎曲放在毯子上，如此一來你的手掌位置會比手肘位置更高，就會更加舒適。

5. 保持這個姿勢三分鐘，將你的右手放到左側，然後將自己撐起來。之後轉向另一邊，重複以上步驟。

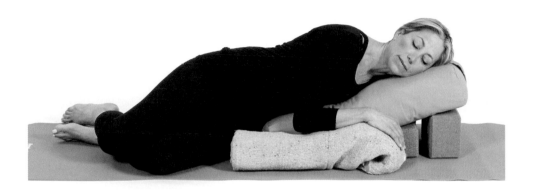

瑜伽知識

雖然這個姿勢是一種「閉式扭轉」（意思就是你體內的空間會受到壓縮），懷孕的人通常不能練習閉式扭轉動作，但是這個姿勢依然適合懷孕的人。如果你懷孕了，只需在臀部和腹部間保留更多空間，不要壓迫到腹部即可。

3. 剪刀腳及腹部朝下扭轉

受益脈輪：

督夏平衡：K–, P+, V+

所需輔具
- 瑜伽墊
- 瑜伽枕
- 兩塊瑜伽磚 （可省略）
- 二至四條瑜伽毯（摺成長形，可省略）

　　閉式扭轉相較於開放式扭轉，通常對腹部器官帶來更深的按壓，這類動作會壓縮身體內的空間。接下來的這個姿勢能為你的小腿側面提供更多伸展，雖然修復瑜伽姿勢都應該是放鬆的，但有時一些額外的伸展可以幫助你的身體更加放鬆。這個動作適合所有人，但對於平時有在跑步或騎單車的人來說尤其有益，因為它有助於打開髂脛束，跑步和騎車通常會讓這條韌帶變得更加緊繃。

▌做法

1. 將一個瑜伽枕直向放置在瑜伽墊的中間。手邊先準備好一些瑜伽毯和瑜伽磚。

2. 先在瑜伽枕短邊的位置坐下來，你的左側臀部靠向瑜伽枕，而雙膝自然彎曲。

3. 向前伸出你底下的那條腿，使它與瑜伽枕呈現垂直。伸出上方的腿，使它與你的身體平行。

4. 將雙手撐在瑜伽枕的兩側，然後將腹部朝向瑜伽枕並趴下來，頭朝向正前方，或者若想要更深的扭轉，就轉向另一側。如果你一開始沒有轉向另一側，幾分鐘之後，當你的身體越來越放鬆，你會發現自己已經可以做出更深地扭轉，將頭轉向另一側。

5. 調整一下瑜伽枕，確保你感覺舒適和受到支撐。你也可以使用兩塊瑜伽磚將瑜伽枕抬起一個角度（瑜伽磚的組合可以是一塊中高度和一塊矮的，

或是一塊中高度和一塊高的），並且將一塊摺成長形的瑜伽毯橫放在瑜伽枕頭部下方的位置，以獲得更多的支撐。

6. 讓瑜伽枕支撐著你，放鬆你的手臂，盡量不要自己出力。若腿部感到不舒服，可以輕輕彎起腿。保持這個姿勢至少三分鐘。

7. 要從這個姿勢坐起身時，用兩手將自己撐起來後再坐起來。之後轉向另一邊，重複以上步驟。

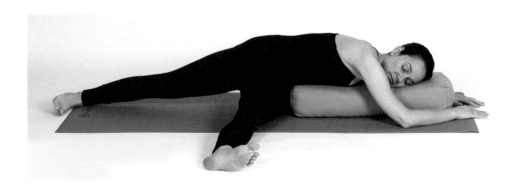

4. 側邊伸展

受益脈輪：

督夏平衡：K–, P+, V+

所需輔具
- 瑜伽墊
- 瑜伽枕或瑜伽毯（捲成短捲）
- 瑜伽毯（摺成長形，可省略）

以下這個姿勢雖然技術上來說並不算是扭轉的一種，但它的確可以打開你的身體側邊，使你的身體更容易過渡到扭轉動作。這種側臥伸展有助於推進身體原本停滯不前的能量運作。如果你覺得自己能量耗盡，那麼這是一個讓你的能量重新開始運作的絕佳姿勢。此外，如果你患有膽囊相關疾病，定期練習這個姿勢會非常有幫助。

▌做法

1. 在瑜伽墊的中間橫向放一個瑜伽枕或一條捲成短捲的瑜伽毯，然後在墊子上坐下來，左側臀部靠在瑜伽枕或瑜伽毯的長邊上。

2. 伸直左腿，使它垂直於瑜伽枕。伸直右腿，使它與身體和左腿保持平行。

3. 將你的左手臂在頭頂上方打直。接著用身體左側躺下來，瑜伽枕會墊在你的左側胸部下方，將你的頭放在你的左手臂上（手臂下方可以墊一條摺成長形的瑜伽毯）。 將右臂伸到頭頂上方，使其與左臂保持平行。此時你的兩隻手臂是與地板平行的，兩邊的上手臂都緊貼耳朵。

4. 讓瑜伽枕或瑜伽毯支撐著你，手臂放鬆，盡量不要出力。若腿部感到不舒服，可以輕輕彎起腿。保持這個姿勢至少三分鐘。

5. 要從這個姿勢坐起身時，用兩手將自己撐起來後再坐起來。之後轉向另一邊，重複以上步驟。

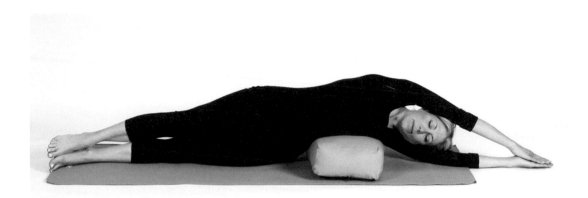

中心思想

Abhyāsa-vairāgya-ābhyām. tan-nirodha

要體驗瑜伽的完滿狀態，你既需要全心投入（abhyasa），也需要放下
（vairagya）。這兩者就像鳥兒的雙翼，唯有兩翼齊全，你才能飛翔。

前彎練習

　　前彎是一種宛如放下自我的姿勢，而且會讓你感到非常平靜。透過向前彎曲你的身體，並打開身體後方的區域，來讓你感到放鬆。前彎時，你的整個人呈現「殼」狀，讓你由衷感覺受到自己的支撐。大多數前彎動作能夠溫和地按摩腹部，因此可以改善消化系統問題，甚至可以緩和女性生理問題，例如月經問題或不孕症。前彎也有助於緩解失眠，並且有研究指出能幫助降低高血壓。前彎動作會將頭部放置在低於心臟或與心臟持平的位置，這樣的動作象徵著放下自我，讓你的心靈引導你，進而你與自我的靈魂更加緊密地聯繫在一起。

1. 嬰兒式

　　嬰兒式是瑜伽中很基礎的休息姿勢之一。這是一個非常「有安全感」的姿勢，你會感受到被支持與滋養，並能夠與你的呼吸聯繫起來。而在身體層面，嬰兒式是一個很好的前彎動作，有助於柔和地打開身體後方的部位，同時也能按摩到腹部器官。要記得在這個姿勢中不要讓自己使力，讓瑜伽枕或椅子來支撐你就好，如此一來你便可以完全地放鬆。

方式一所需輔具

- 瑜伽墊
- 瑜伽毯（對摺，可省略）
- 瑜伽毯（摺成方形）
- 瑜伽毯（捲成長捲，可省略）
- 兩條瑜伽毯（摺成長形，可省略）
- 一到兩個瑜伽枕（多一個瑜伽枕以便需要額外支撐時可用）
- 瑜伽磚 （可省略）

▌方式一做法

1. 如果你希望待會膝蓋下方墊得厚一些，就先將一條瑜伽毯縱向對摺放在地上。如果你的腳部很緊繃，就先準備一條摺成方形的瑜伽毯，稍後可以墊在腳背下方。你可以根據需要將毯子捲得厚一些，以增加舒適感。

2. 將瑜伽枕直向放在兩膝之間，然後跪坐下來，臀部坐在你的腳跟上。整個人向前彎，讓你的腹部完全放在瑜伽枕上。你可以將兩塊瑜伽磚放置在瑜伽枕頂端及中間的下方位置，讓瑜伽枕抬起一個角度，瑜伽磚的組合可以是一塊中高度和一塊矮的，或是一塊中高度和一塊高的。若有需要，可在臀部和大腿之間放置一條捲成長捲的瑜伽毯，為腰部提供更多支撐。

3. 如果你的手臂無法碰到地板，或者無法舒適地放在地板上，就在你的兩隻手臂下方各放一條摺成長形的瑜伽毯。你可以把瑜伽毯的前端往下摺，做出一個高度，讓你的手能舒服地放在上面。

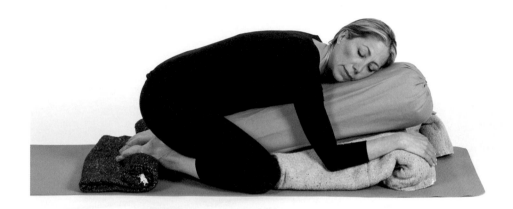

4. 將頭轉向其中一側，幾分鐘後，再將頭轉向另一側。每一側都停留相同的時間長度。

5. 保持這個姿勢至少五分鐘。時間到之後，輕輕地直起身體，將瑜伽枕移開，然後伸展你的雙腿。

變化方式

其中一種很好的變化方式，就是將一條摺成長形的瑜伽毯放在瑜伽枕的頂部，然後將你額頭放在毯子上。毯子的高度會為你保留呼吸的空間，也會輕輕地按摩到你的迷走神經，為你帶來極大的平靜。

方式二做法

1. 如果你的膝蓋在嬰兒式中感到不舒服，請準備兩張椅子，讓它們面對面。將瑜伽枕靠著椅背斜放在座位上，而你自己則坐在另一張椅子的邊緣，身體面對另一張椅子上的瑜伽枕，整個人向前彎，讓你的腹部完全放在瑜伽枕上。你可以將一塊或兩塊瑜伽磚放置在瑜伽枕下方，讓瑜伽枕抬起一個角度，瑜伽磚選擇讓你舒適的高度即可。手臂自然地垂下，放在讓你感到舒服的地方。

2. 將頭轉向其中一側，臉頰放在瑜伽枕或你的雙手上。幾分鐘後，再將頭轉向另一側。每一側都停留相同的時間長度。

3. 保持這個姿勢至少五分鐘。時間到之後，輕輕地直起身體，將瑜伽枕移開，然後伸展你的雙腿。

方式二所需輔具
- 瑜伽墊
- 兩張椅子
- 一到兩個瑜伽枕
- 一到兩塊瑜伽磚

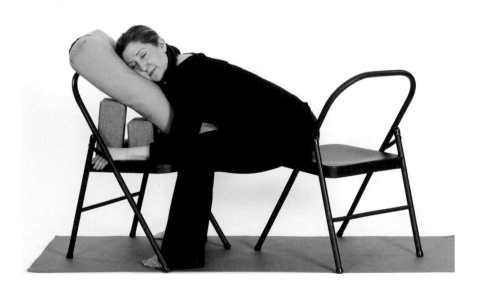

瑜伽知識
即使你懷孕了，也仍然可以練習嬰兒式。只要騰出一點空間，讓你的腹部靠在瑜伽枕上即可。

2. 扇式

受益脈輪：

督夏平衡：K−, P+, V=

所需輔具
- 瑜伽墊
- 瑜伽枕
- 瑜伽毯（摺成靠頭枕狀或長形，可省略）
- 兩塊瑜伽磚（可省略）
- 椅子（可省略）

扇式是一種放鬆的前彎姿勢，能伸展你的大腿內側和下背部，有助於舒緩大腿內側和下背部的壓力，並重新促進腿部的能量循環。在度過漫長、忙碌和充滿壓力的一天之後，扇式也能重新讓你的注意力導向內在。

▌做法

1. 在瑜伽墊上坐下來，面向瑜伽墊的長邊。將兩腿打開，形成一個舒適的「扇形」。腿張開的寬度要讓你可以稍微感覺到伸展，但不要讓你的臀部或膝蓋後方感到疼痛。如果張開雙腿讓你的背無法打直，可以坐在摺成方形的瑜伽毯上，使臀部向前傾斜。

2. 將瑜伽枕直向放在兩腿之間。從臀部開始整個人向前彎，讓腹部完全放在瑜伽枕上。將額頭放在瑜伽枕上，或將頭轉向側面，臉頰放在瑜伽枕上。若有需要，可以在頭部下方墊一塊摺成靠頭枕狀或長形的瑜伽毯，以增加緩衝。手臂可以垂放在瑜伽枕的兩側，或者將手掌放在瑜伽枕上。

3. 保持這個姿勢至少五分鐘。要從這個姿勢坐起身時，先將身體直起來，移開瑜伽枕，然後併攏雙腿。

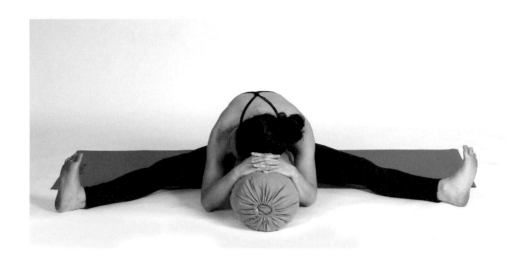

變化方式

這個姿勢的另一變化方式是坐在地板上，然後將手放在椅子上，雙腿放在椅腳的兩側，雙腿中間一樣放一個瑜伽枕來支撐身體。若你選擇用這個變化方式來練習，記得務必要找一個高度適中的瑜伽枕來讓你保持舒適，以免過度拉扯到你的下背部。如果一個瑜伽枕不夠高，可以試著在瑜伽枕的頂部下方放置一到兩個瑜伽磚，也可以墊一個以上的瑜伽枕，或者用摺疊得較厚的瑜伽毯來增加高度。你的手臂也應該要舒服地放著，如果手肘懸空碰不到地板，可以在底下放瑜伽毯支撐，或者將手肘放在瑜伽枕上。

3. 腹部朝下練習
（瑜伽枕置於髖部）

受益脈輪：

督夏平衡：K+, P+, V−

所需輔具
- 瑜伽墊
- 瑜伽枕

　　這個姿勢實際上並不是前彎動作，但與前彎動作具有相同效果，因此在本書中被歸類在這個小單元中。這個姿勢對背部來說是一個很好的反向伸展動作，能夠釋放任何種類的背部壓力。而且對女性的生理問題也很有幫助，例如經期前後的相關症狀都能有所改善。

做法

1. 在地上鋪一張瑜伽墊，將瑜伽枕橫向放在墊子的中間。
2. 在瑜伽墊上跪坐下來，面向瑜伽墊的短邊。將髖部放在瑜伽枕上，然後身體向前彎，整個人趴下來，使你的臀部抬起。雙臂向前伸，接著手肘彎曲並兩手交疊。放低你的頭部，將額頭放在手背上。保持雙腿和雙腳放鬆，兩隻腳輕放在地板上，兩邊的腳掌呈現微微的內八字。
3. 保持這個姿勢至少五分鐘，專注於你的呼吸。
4. 要從這個姿勢起身時，兩手撐在地板上，將自己從瑜伽枕上撐起來。接著回到嬰兒式中方式一的動作，俯身跪坐在地上，兩手放在橫向的瑜伽枕上，休息一會兒，再慢慢起身。

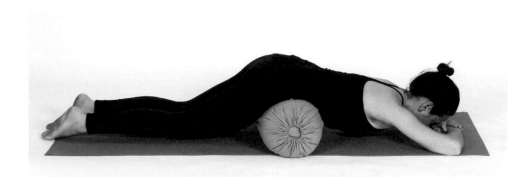

中心思想

Yogaś-citta-vrtti-nirodha
當你達到瑜伽的完滿狀態時，你的思緒會找到真正的寧靜。平時你不斷變化的情緒、觀點和批判（citta vrtti）都會進入靜止的狀態（nirodha）。

4. 以椅子輔助的前彎

受益脈輪：

平衡督夏：K+, P+, V−

所有的前彎動作都能讓人由衷地感到平靜，但是當你過度疲勞時，還是很難進入放鬆狀態！以下這種利用椅子來輔助的前彎動作，最棒的地方在於能讓你維持在前彎姿勢，又同時感到被支撐著。你的身體得以伸展，但不會讓你感到任何壓力。

方式一所需輔具
- 瑜伽墊
- 椅子
- 瑜伽毯（摺成方形，可省略）
- 瑜伽毯（摺成長形，可省略）
- 兩塊瑜伽磚（可省略）

方式二所需輔具
- 瑜伽墊
- 椅子
- 瑜伽毯（摺成方形，可省略）
- 瑜伽毯（長形，可省略）
- 瑜伽毯（短捲，可省略）

▌方式一做法

1. 在瑜伽墊上放一張椅子，讓座椅朝向你自己。在座椅前面盤腿坐下來，身體往前彎，讓你的前臂靠在座椅上，手肘彎曲。將前額放在前臂上。若有需要，可以在座椅上放一條摺成方形的瑜伽毯，讓你的手肘擺放得更舒適。你也可以在臀部下方墊一條摺成方形的瑜伽毯，讓自己坐得更舒服。另外，也可以用兩塊瑜伽磚來支撐你的膝蓋。

2. 保持這個姿勢至少三分鐘，然後換腳，再保持三分鐘。

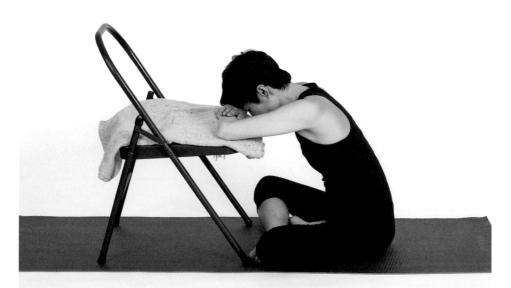

方式二做法

1. 在瑜伽墊上放一張椅子，讓座椅朝向你自己。在座椅前面坐下來，一條腿打直，另一條腿彎起，腳掌朝向你的骨盆。如果你想要腿部伸展得更多一些，可以將腳抬起來，放在椅子兩腳之間的橫木上。身體往前彎，讓你的前臂靠在座椅上，手肘彎曲。將前額放在前臂上。如果你的頭部沒辦法彎到前臂的位置，就將椅子拉得離你更近一點。若有需要，可以在座椅上放一條摺成方形的瑜伽毯，讓你的手肘擺放得更舒適。你也可以在臀部下方墊一條摺成方形的瑜伽毯，讓自己坐得更舒服。另外，也可以用兩塊瑜伽磚或捲成短捲的瑜伽毯來支撐你的膝蓋。

2. 保持這個姿勢至少三分鐘，然後換腳，再保持姿勢三分鐘。

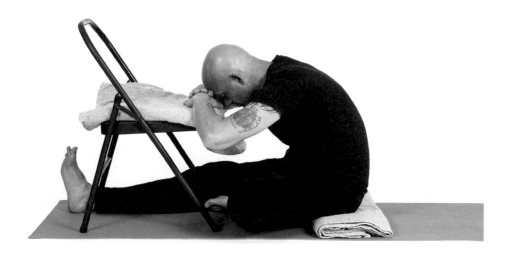

變化方式

以上兩種方式的首要考量都是讓你感覺舒適，並且不會對你的下背部和膝蓋造成任何壓力。你也可以在臀部下方多墊幾條瑜伽毯來增加高度，讓你的背部更加舒適。如果你感覺膝蓋過度用力，務必要將瑜伽毯或瑜伽磚放在膝蓋下方以獲得支撐。

5. 下犬式

（以瑜伽磚或瑜伽枕輔助）

受益脈輪：

平衡督夏：K+, P+, V−

所需輔具
- 瑜伽墊
- 瑜伽磚或瑜伽枕

　　以下這個前彎動作是一般動態的瑜伽課程中最基本的體位之一，也是一個能讓人感到身心平靜的倒立動作之一。而修復瑜伽中的下犬式不會對你的頸部造成任何壓力。在讓你的橫膈膜部位澈底放鬆時，也會帶給你一種澈底「放下」的感受，能放鬆你的呼吸和你緊繃的肩部肌肉。這個動作對高血壓患者也很有幫助，另外，也能緩解下背部疼痛。

▌做法

1. 在地上鋪一張瑜伽墊，並將瑜伽磚或瑜伽枕直向放在墊子的最前端。在瑜伽墊上跪下來，兩手撐地、腳尖點地，呈現四足跪姿。將你的重量平均分配在雙手及雙膝上。手的位置要在肩膀下面，而膝蓋位置則在臀部下方（呈現四足跪姿後，可以持續調整你手腳的位置）。
2. 將瑜伽磚或瑜伽枕拿過來放在你的兩臂之間，大約在你胸骨下方的位置。
3. 腳掌踩地，膝蓋離開地面，若兩腿無法打直，膝蓋微彎也沒關係。頭部及上半身朝地，臀部向上頂高。
4. 將額頭放在瑜伽磚或瑜伽枕上。調整頭部支撐的高度，避免頸部承受任何壓力，就算你的頭部無法觸碰到靠枕，也不要彎曲手肘，多增加幾個瑜伽磚或瑜伽枕來調整高度即可。保持這個姿勢至少一分鐘，當你的雙腿更加放鬆時，試著將腿打直一些。
5. 要從這個姿勢起身時，膝蓋彎曲，回到嬰兒式，並休息幾分鐘。

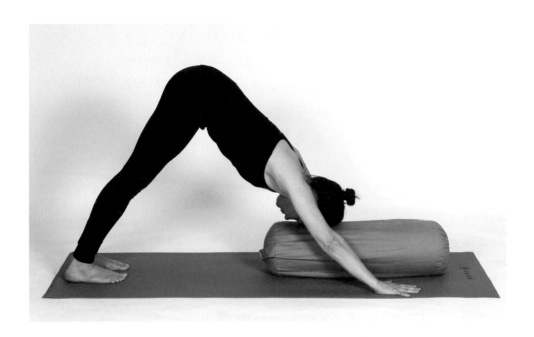

6. 鴿式（以瑜伽枕輔助）

受益脈輪：

平衡督夏：K+, P+, V−

鴿式可說是所有人都需要練習的動作之一。如果你經常久坐或長時間開車（現代人通常如此），你的髖部會非常緊繃，梨狀肌和坐骨神經相互擠壓，進而引發各種問題。在瑜伽中，髖部被認為是身體的「衣櫥」，因為該處神經十分密集，也承受著許多壓力，進而影響我們的情緒。因此髖部的鍛鍊也是修復瑜伽的重點之一。修復瑜伽中的鴿式，將透過瑜伽枕來支撐，以更好地達到放鬆的感受。當你想要「清理你的衣櫥」時，就練習這個姿勢吧。

所需輔具

- 瑜伽墊
- 瑜伽枕
- 瑜伽磚（可省略）
- 一到兩條瑜伽毯（摺成長形或小方形）

補充說明

當你練習這個動作時，重點是要讓你的骨盆保持水平，並且不要過度使用你的髖部。手邊多準備幾條瑜伽毯，用來輔助髖部保持水平。

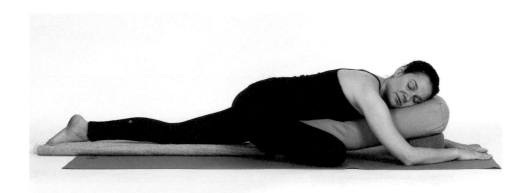

做法

1. 在地上鋪一張瑜伽墊，並將瑜伽枕直向放在墊子中間。從下犬式開始（頭部下方不用放置瑜伽磚或瑜伽枕）。

2. 左腳尖保持點地，抬起右腿，將右膝蓋抬起朝向你的右手腕，然後將臀部往下放，直到坐下來。雙手保持在兩側，幫助脊椎伸展。

3. 將瑜伽枕拉向你自己，與脊柱和身體平行，然後將它靠在你的右腿脛骨上。整個人往前趴，讓腹部放在瑜伽枕上。你的雙手可以放在瑜伽枕上相互交疊，然後將額頭放在手背上，或將頭轉向旁邊，臉頰靠在瑜伽枕上，而手臂自然地擺放在旁邊的地板上。你也可以在瑜伽枕頂端的下方墊一塊瑜伽磚，讓瑜伽枕呈現一個傾斜的角度，這樣你便能更舒服地靠在上面。如果你發現自己整個人往右邊傾斜，可以在身體和右腿中間墊一條或兩條摺成長形或小方形的瑜伽毯，讓自己獲得更多支撐。安頓好之後，放鬆你的腳，讓腳趾鬆開。保持在這個姿勢，至少休息三分鐘。如果你的臉頰靠在瑜伽枕上，三分鐘之後將頭轉向另一邊，再停留三分鐘。

4. 要從這個姿勢起身時，先回到下犬式（頭部下方不用放置瑜伽磚或瑜伽枕），兩腿伸直，然後換成左腿彎曲，再重複以上步驟。

變化方式

如果膝蓋和髖部需要更多支撐（尤其是患有膝蓋問題的人），就改為將瑜伽枕橫向放置於大腿下方，而不是直向放在身體下面。而鴿式步驟則改變為：從下犬式開始，將瑜伽枕放在你的大腿下方，之後臀部再往下放，直到坐下來。瑜伽枕要橫向放在瑜伽墊上，你的脛骨與它平行，而你的大腿會剛好放在瑜伽枕上。腳尖點地可以減輕膝蓋承受的壓力。整個人往前彎曲，手臂放在地板上，手肘彎曲，將額頭靠在手背上。

倒立練習

　　我們大部分時間都是站著、坐下或躺著。我們幾乎從不倒立，其實這十分可惜，因為偶爾讓自己顛倒過來是有很多好處的。好消息是，倒立是大部分瑜伽系列動作中不可或缺的一部分。根據艾揚格瑜伽的概念，他們所創造的倒立和「反轉重力」效果，可以讓器官獲得休息，並且讓長久停滯在你腳下的氣血重新轉移回你的身體，進而獲得整體性的恢復效果。當你處於倒立姿勢時，淋巴液會重新流過身體，血液也會回流到心臟和大腦，這將能改善你的免疫系統的功能，並讓你重新感到神清氣爽。倒立姿勢的諸多好處包括釋放乳酸，有助於緩解腿或腳的痠痛疲憊（如果你在健身房過度使用它們，那麼練習倒立正好），並且可以溫和地讓雙腿獲得伸展，也能稍微緩解背部疼痛。此外，倒立姿勢還能緩解時差症狀呢！說了這麼多，倒立最棒的地方還有能平靜你的心靈，而這正是修復瑜伽的中心思想。

1. 船式（以雙椅輔助）

受益脈輪：ⓐ

平衡督夏：K–, P+, V=

以下這個姿勢的設置方式較為繁瑣，但別打退堂鼓，它非常值得。這是一個十分能夠讓人平靜的姿勢，有益於神經系統修復，更有助減輕情緒上的傷痛，如果你在練習過程中蓋上一條瑜伽毯，像一個繭一樣將自己包覆起來，將能獲得十足的平靜。懷孕超過三個月的女性通常不建議練習倒立相關動作，但這個姿勢非常安全。

所需輔具

- 瑜伽墊
- 瑜伽毯（摺成方形）
- 兩張椅子
- 六塊瑜伽磚
- 兩個瑜伽枕
- 兩條瑜伽毯（摺成方形）
- 瑜伽毯（摺成靠頭枕狀，可省略）
- 瑜伽毯（展開並覆蓋在身上，可省略）

瑜伽知識

幾乎每個人都能從修復瑜伽的倒立動作中獲得益處，而且比起傳統的倒立動作，修復瑜伽的倒立更為安全。例如，靠牆抬腿式（無論是否有瑜伽枕輔助）對於患有頸部僵硬或突出等相關問題的人來説，是一種相較於傳統倒立來説非常安全的動作。而運用椅子來輔助的肩倒立式，對患有肩部相關問題的人更是十分安全。不過，若你患有視網膜剝離的問題、有嚴重的心臟病或嚴重的頭痛，則不建議練習任何種類的倒立姿勢，即使是修復瑜伽中溫和的倒立也不建議練習。

做法

1. 在瑜伽墊上鋪一條摺成方形的瑜伽毯，以增加厚度。

2. 瑜伽墊的兩端各放一張顛倒過來的椅子，兩張椅子的座椅底部呈現面對面。剛剛的瑜伽毯放在兩張椅子的中間。

3. 將兩塊矮的瑜伽磚分別放置在兩張椅子座椅背面的凹槽。然後在瑜伽磚上各斜放一個瑜伽枕。瑜伽枕要直向放置，尾端會剛好放在摺成方形的瑜伽毯上（瑜伽磚的角度有支撐力，因此瑜伽枕不會滑下來）。設置好的輔具看起來像個 V 字形。

4. 現在你人來到兩張椅子中間，然後在其中一邊的椅子和瑜伽枕上躺下來，你的腿則微微抬起放置在另一端的椅子和瑜伽枕上。調整兩張椅子之間的距離，好讓你躺得舒適，腿部和背部都不會感覺到任何壓力。若有需要，在身體兩側的椅腳上各掛上一條摺成方形的瑜伽毯，用來蓋著你的肩膀。如果頭部需要支撐，就在頭部下方墊一條摺成靠頭枕狀的瑜伽毯。如果想要將自己包覆成一個「繭」，就在椅腳上方掛一張攤開的瑜伽毯，讓毯子垂掛下來，你便會與外界完全隔絕，並且感到非常有安全感。

5. 將你的上手臂放在身上，或是多放兩塊瑜伽磚在身體兩側，用來讓手臂休息。調整好姿勢之後，專注於你的呼吸。保持這個姿勢至少五分鐘，至多二十分鐘。

6. 要從這個姿勢起身時，雙腳先抵在椅子上，將腿打直，便能用腳將椅子推開。彎起你的膝蓋，身體翻向右側，再緩緩坐起身。

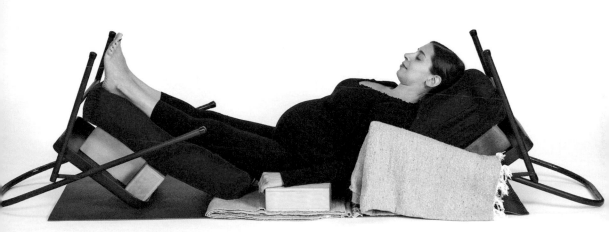

中心思想

Tapah svādhyāy-eśvarapran.idhānāni kriyā-yoga

「成果」（kriy-yoga）不是瑜伽的最終目標，勤奮地練習但不執著於成果，
這才是瑜伽的最終目標。

2. 靠牆抬腿式

受益脈輪：

平衡督夏：K–, P+, V=

所需輔具

- 瑜伽墊
- 牆面
- 瑜伽毯（摺成靠頭枕狀，可省略）
- 瑜伽毯（展開並覆蓋在身上，可省略）

補充說明

懷孕六到九個月的女性不建議練習這個姿勢。而這個姿勢對患有青光眼的病人來說依然十分安全。

　　這個動作跟下一個以瑜伽枕輔助的靠牆抬腿式很類似，但這個動作只要有一面牆就能練習。當你在外度過了漫長的一天，這個姿勢可以幫助你找回平靜的感受，或者當你剛完成辛苦的體能訓練，這個姿勢則可以幫助你代謝掉腿部的乳酸。通常在瑜伽練習中，不建議女生在經期間練習倒立相關的動作，不過這個靠牆抬腿式月經期間也可以練習，只要你的月經流量不會太大即可。

做法

1. 在瑜伽墊上側躺下來，像胎兒一樣蜷縮起來，臀部儘量緊靠著牆面。

2. 轉身讓背部朝下躺著，然後將雙腿抬到牆面上。雙手往外伸，與身體呈現 T 字形，或手肘彎曲成 U 字形。如果你發現下巴會揚起導致伸展過度，就在頭部下方墊一條摺成靠頭枕狀的瑜伽毯，讓下巴與胸部呈現平行。

3. 你可以在腳部蓋上一條瑜伽毯，讓毯子垂掛下來，使自己更加溫暖。調整好姿勢之後，專注於你的呼吸。保持這個姿勢至少五分鐘，至多二十分鐘。

4. 要從這個姿勢起身時，先彎起你的膝蓋，身體翻向右側，再緩緩坐起身。

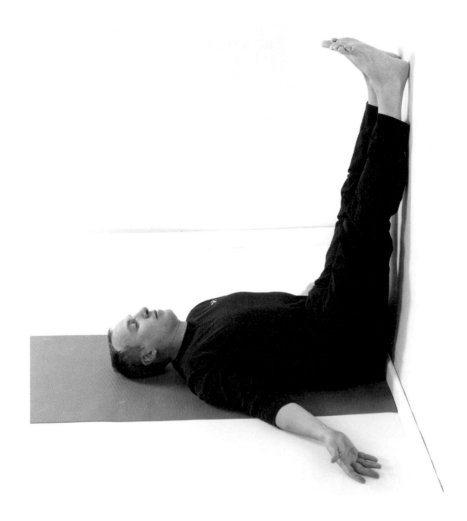

變化方式

如果你想要伸展腿部的不同部位，可以變化以下姿勢，並維持個幾分鐘：
腿部呈現扇式、腿部呈束角式或腿部交叉（練習時記得要換腳，並且每一
邊保持相同的時間長度）。

3. 靠牆抬腿式（以瑜伽枕輔助）

受益脈輪：⚬ ⚬

平衡督夏：K–, P+, V=

所需輔具
- 瑜伽墊
- 瑜伽磚
- 牆面
- 兩個瑜伽枕
- 瑜伽毯（摺成長形，可省略）

補充說明
懷孕六到九個月的女性不建議練習這個姿勢，背部平躺在地上可能會造成危險。

　　許多瑜伽練習者非常喜愛這個姿勢，因為這個姿勢能讓你的身心靈進行整體修復，並且融合了許多後彎動作對身體的益處。它能使疲勞的腿部和腳部重新恢復活力，還能讓神經系統獲得平靜，也非常適合在旅途中重新平衡你的身體能量，例如當你搭了長途車或飛機，它能幫助你恢復血液循環，更有助於減少腿部水腫，這是搭長途飛機很常見的問題。這個姿勢十分容易完成。當你保持這個姿勢二十分鐘，效果就跟小睡一會兒一樣，對你的神經系統非常有益（不過這個練習可以說是一種「清醒的小睡」，因為過程中你會一直專注於你的呼吸！），這個姿勢會對神經系統發揮與小睡類似的影響。此外，這個姿勢也具有許多後彎動作的優點，能讓你重新恢復活力。

變化方式

如果你腿部的筋很緊，靠在牆上時可能會需要彎曲你的膝蓋。你可以讓下背部靠在瑜伽枕上，腿不用緊貼牆面，再多拿一個瑜伽枕，靠著牆面垂直擺放，用來支撐你的大腿。另外也可以在你的膝蓋後方放一條捲成長捲的瑜伽毯，以獲得額外的支撐。

做法

1. 先在瑜伽墊上橫向放置一塊高度較矮的瑜伽磚，然後再將一個瑜伽枕緊貼著瑜伽磚橫向放在墊子上。接著將瑜伽磚拿開（放置瑜伽磚的目的只是為了要在瑜伽枕與牆面之間預留出一個適當的距離）。

2. 若有需要，可以將一條摺成長形的瑜伽毯直向鋪在瑜伽枕的中間，呈現一個 T 字形，毯子多出來的部分則攤平在瑜伽墊上。

3. 側身坐著，其中一邊的髖部靠在瑜伽枕上，然後緩緩將肩膀放低，側躺下來。

4. 轉身讓背部朝下躺著，然後將雙腿抬到牆面上，慢慢調整自己的位置，讓你的尾椎骨擺放在瑜伽枕上。

5. 雙手往外伸，與身體呈現 T 字形，或手肘彎曲朝上成 U 字形。若有需要，可以將瑜伽毯多出來的部分捲起來，用來墊在你的頸部下方。

6. 調整好姿勢之後，專注於你的呼吸。保持這個姿勢至少五分鐘，至多二十分鐘。

7. 要從這個姿勢起身時，先彎起你的膝蓋，將瑜伽枕推往牆面，身體翻向右側，再緩緩坐起身。

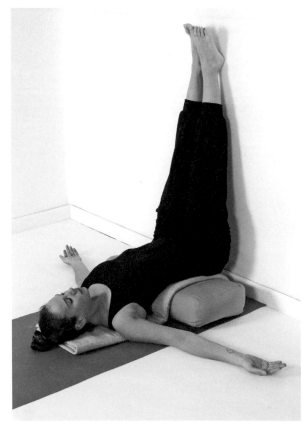

4. 靠椅抬腿式

受益脈輪：

平衡督夏：K−, P+, V=

所需輔具
- 瑜伽墊
- 椅子
- 瑜伽毯（摺成方形，可省略）
- 瑜伽毯（摺成靠頭枕狀）
- 瑜伽枕（可省略）

補充說明
懷孕九個月以上的女性不建議練習這個姿勢。

　　練習倒立動作時，腿部的筋可能成為阻礙之一。如果腿筋很緊，當你將腿往上抬起時便很容易拉傷，使練習姿勢變得不再舒適。不過這個靠椅抬腿式的好處在於，它用椅子來支撐你的小腿，能讓你的腿筋放鬆。你既可以從中獲得倒立帶來的各種益處，又不會感到任何疼痛或不適，它能平靜你的神經系統、讓腿部和腳部休息，並放鬆你的下背部。

▌做法

1. 在瑜伽墊上放一張椅子。

2. 在椅子上放一條摺成方形的瑜伽毯。

3. 側躺下來後再轉身讓背部朝下躺著，將小腿放在椅子的座位上。膝蓋後方不要放到椅子上。

4. 雙手往外伸，與身體呈現 T 字形，或手肘彎曲成 U 字形。若有需要，可以把一條摺成靠頭枕狀的瑜伽毯墊在你的頸部下方，以利支撐。如果你想用瑜伽枕支撐下背部，就將小腿完全放置在座椅上，讓你的臀部抬高，然後將瑜伽枕墊在你的下背部下方。

5. 調整好姿勢之後，專注於你的呼吸。保持這個姿勢至少五分鐘，至多二十分鐘。

6. 要從這個姿勢起身時，先彎起你的膝蓋，雙手抱膝，然後身體翻向右側，再緩緩坐起身。

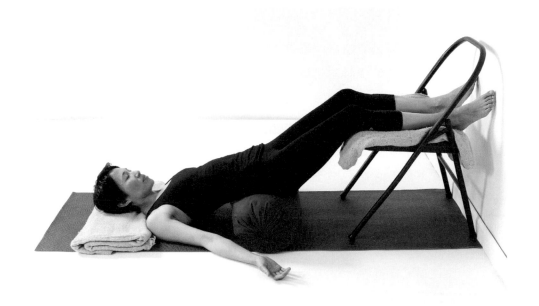

中心思想

Heyam dukham-anāgatam

過去和現在的苦難是無法避免的，他們是因果報應所結成的果實。但透過瑜伽修習，我們將能夠避免更多痛苦。

5. 肩倒立式（以椅子輔助）

受益脈輪：

平衡督夏：K−, P+, V=

所需輔具
- 瑜伽墊
- 椅子
- 瑜伽毯（摺成方形）
- 瑜伽枕
- 瑜伽毯（摺成長形，可省略）

補充說明
懷孕者不建議練習這個姿勢。

這個姿勢能帶來傳統肩倒立式的益處，肩倒立式被認為是所有姿勢的源頭。它可以舒緩你的神經、緩解失眠、改善消化、減輕心臟的壓力，並能透過增加血液循環來紓解鼻塞，進而能緩解感冒症狀，更有益於免疫系統。有輔具的幫助，完全不必擔心做不來！雖然這個動作還是稍微有挑戰性，但值得你努力試試看。

做法

1. 在瑜伽墊上放一張椅子，位置稍微離牆面遠一些，座椅面向自己。在座椅上放一條摺成方形的瑜伽毯，接著在椅子前面地上橫向放置一個瑜伽枕。

2. 在椅子上反向跨坐下來，面對牆面。兩腳慢慢越過椅背，往牆面上抬起，同時，慢慢將你的背部放低，直到低於座椅處。用雙手支撐自己，慢慢將自己的身體向下滑，直到身體的上半部靠在地上的瑜伽枕上，而下背部則留在椅子上。你的肩膀應該剛好放置在瑜伽枕上。若有需要，在頭部下方墊一條摺成長形的瑜伽毯，用來支撐你的頭部。手臂往兩旁張開，與身體呈現 T 字形或 U 字形。保持這個姿勢五到十五分鐘。

瑜伽知識
要確保你的頸部在姿勢中有受到完全的支撐。不要讓下巴抵在胸口，或者被以任何方式過度伸展。若有需要，可以在頭部下方墊一條摺成長形的瑜伽毯，以獲得更多支撐。

3. 接下來，身體再繼續往下滑，直到你的下背部放在瑜伽枕上，而你的身體上半部放在地上。試著讓你的尾椎骨輕輕接觸到地面。讓你的雙腿呈現菱形，膝蓋彎曲，兩邊腳掌面對面，腳掌放在椅子上。保持這個姿勢至少五分鐘，最多二十分鐘。除非你已經決定要提早結束練習，若是這樣，第二個姿勢只要保持一分鐘即可。

4. 要從這個姿勢起身時，先往頭頂方向推，將自己推離椅子，並讓臀部從瑜伽枕上滑開，直到你的下背部也完全平放在地板上。身體翻向右側，休息一下，再緩緩坐起身。

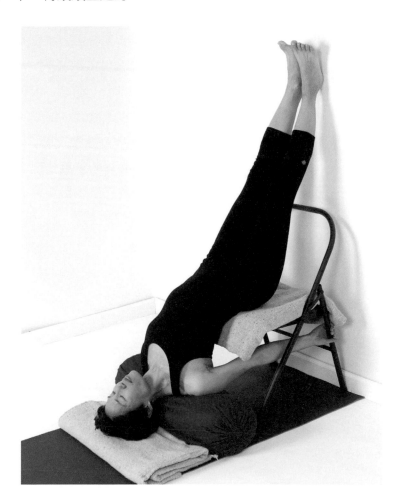

收尾動作

　　大休息（梵文為 Savasana）是將所有當天所有練習收合起來的收尾動作。「Savasana」在梵文中有「屍體」的意思，所以也稱為「攤屍式」。這個姿勢背後的概念是，我們要在收尾動作的過程中學會「死去」。聽起來或許有點恐怖，但當你正確地完成練習，你就會開始理解這個概念的重要性。在情緒層面上，大休息幫助你學會「放下」，讓那些束縛著你的情緒和身體的事物都在你的身心中「死去」。而修復瑜伽的核心正是學會放鬆的藝術。這個小節中的姿勢有助於你的身體整合當天練習過的所有姿勢，因此這些姿勢只要在其他姿勢練習完成之後做即可。不過，大休息的意思可不是要你睡著，其實這才是個挑戰，大休息如此放鬆，卻又不能真正入睡！大休息應至少持續十分鐘，而超過十五分鐘才會讓你真正深入地休息。嘗試在大休息時「自我見證」，在你既放鬆又清醒的時刻作自我觀察。大休息有很多變化方式，某些方式很適合舒緩心靈受傷或嚴重創傷等情緒問題，而有一些方式則很適合懷孕的女性或身體受傷的病人。

中心思想

Tadā drashtu svarūpe-'vasthānam

想像自己是一片海。唯有當你透過蕩漾的海波（citta vrtti，即是指你不斷變化的思緒和情緒）看透到海的最深處時，方能找到你的最真實自我（drashtu）。

1. 俯臥大休息

受益脈輪：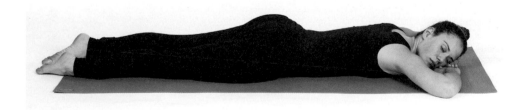

平衡督夏：K+, P−, V=

所需輔具
- 瑜伽墊
- 瑜伽枕（可省略）

以下這個大休息姿勢著重的是提升內在的注意力，對於需要情緒舒緩的人特別有幫助。俯臥會讓你感覺受到修復並獲得安全感，若你正在經歷創傷，這個姿勢將能帶來紓解。度過了漫長辛勞的一天，這個姿勢也具有很好的療癒效果。練習過程中，你可以隨興使用任何輔具，在正式開始前先設置好即可。例如，你可以在頭部下方墊一條摺成長形的瑜伽毯，或將毯子捲成長捲墊在腳下。

做法

1. 腹部朝下俯臥，而非像傳統大休息那樣仰躺，並且讓你的腳呈現微微的內八，腳尖對著腳尖。若有需要，可以在瑜伽墊上放一個瑜伽枕，俯臥時將骨盆處放在瑜伽枕上。

2. 彎曲你的手肘，讓雙手交疊，手掌朝下，然後頭部趴在你的手背上。你也可以將頭轉向其中一側，停留一陣子之後再轉向另一側。

3. 想要在這個姿勢中休息多久都可以，只要你感覺舒適。要起身時，彎曲你的膝蓋，臀部向後坐，回到嬰兒式方式一的動作，休息一下後再慢慢起身。

2. 大休息

受益脈輪：

平衡督夏：K+, P−, V=

基本上大休息可以不需要任何輔具。然
而，修復瑜伽的一大重點是讓你在練習過程
中盡量不費力，因此你可以使用任何手邊的輔具，
來幫助你在姿勢中獲得完整的支撐。

▎做法

1. 舒服地躺在瑜伽墊上。先將一邊的膝蓋抱到
   胸前，然後再將腿輕輕放到地板上。再將另
   一邊的膝蓋抱到胸前，再將腿輕輕放到地板
   上。向外伸展你的雙臂，讓腋下和身體間隔
   開來。手掌可以朝上攤平，或者將手輕輕放在身體兩側，手掌朝向身體。

所需輔具

- 瑜伽墊
- 瑜伽毯（摺成靠頭枕狀，可
  省略）
- 瑜伽枕（可省略）
- 一到三條瑜伽毯（捲成長捲，
  可省略）
- 瑜伽毯（展開，可省略）
- 瑜伽眼枕或頭巾（可省略）
- 一到兩個沙袋（可省略）

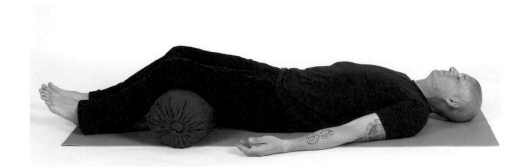

2. 仔細感受你的身體，感覺一下你是否需要任何輔具來增加舒適感。有沒有哪個部位需要額外的支撐呢？接下來，將雙手放在頭部後面，手肘彎曲，用手輕推後腦勺，使你呈現低頭的狀態，下巴朝向胸口。感到頸部被伸展後，再慢慢將雙手拿開，頭向下放到地板上。在低頭狀態如果你的頸部會感到不舒服，可將瑜伽毯摺成靠頭枕狀墊在頭部下方。接下來，感受一下你的下背部，如果感覺不舒服，微微曲起膝蓋，將瑜伽枕橫向放在膝蓋下方。另外，也可以將一條捲成長捲的瑜伽毯，放置在雙腳的跟腱下方，會非常有幫助。若想要增加安全感並加深放鬆，可以在身上蓋一條攤開的瑜伽毯，並在肩膀或腹部上放置沙袋。若有需要，也可以使用瑜伽眼枕和頭巾。在手臂外側分別放置捲成長捲的瑜伽毯，用來支撐手臂。使用這些輔具可以促進你的身體進入深度放鬆。

3. 要從這個姿勢起身時，先輕輕動一動你的手指和腳趾，接著以細微的動作輕輕移動身體各個部位。接下來慢慢地曲起雙腿，將膝蓋抱向你的胸口，身體翻到右側（若你懷孕了，就翻向左側），稍微調整一下之後，再慢慢坐起身。

瑜伽知識

如果你有頭痛等相關問題，可以在姿勢中加入瑜伽磚和沙袋，會非常有幫助。將瑜伽磚放在你頭部後方的地板上，然後將沙袋放在上面，讓沙袋的一小部分剛好放在你的前額上。移動輔具時動作要小心一些，這樣才不會使你感到緊張。

3. 側臥大休息

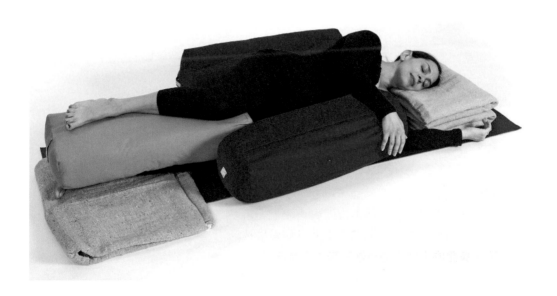

所需輔具
- 瑜伽墊
- 兩條瑜伽毯（摺成小方形）
- 兩到三個瑜伽枕
- 瑜伽毯（展開，可省略）

側臥大休息是一種支撐度很高的大休息方式，也適合所有人。它能非常有效地舒緩疲勞和高血壓，並且也非常適合運用在消化不良或胃部不適的時候，它能緩解腸胃不適的感覺，並且刺激消化。懷孕後期的孕婦也很適合這種大休息方式，因為它能減輕懷孕帶來的負重感，並且也是最安全的姿勢（注意需倒向左側），不會對下腔靜脈造成壓力（下腔靜脈是大靜脈的一種，會讓血液從身體的下半部循環回到心臟）。懷孕期間若平躺，具有重量的子宮會對下腔靜脈施加壓力，因而造成暈眩和噁心。

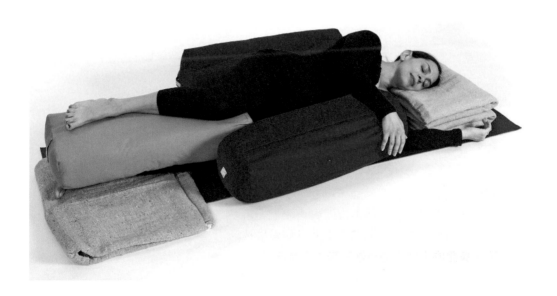

做法

1. 朝左邊側躺下來，左手臂往外伸開。

2. 將一條摺成小方形的瑜伽毯墊在頭部下方。

3. 將一個瑜伽枕直向夾在膝蓋到腳踝之間。再將另一個瑜伽枕放在你的肚子前面，而你的右手臂可以放在這個瑜伽枕上。腳踝下方再放一張摺成小方形的瑜伽毯，如此一來可以使你的膝蓋和腳踝處於同樣高度，好讓你躺得更舒適。你的背後也可以再放一個瑜伽枕以獲得更多支撐感，讓你澈底放鬆身心。若有需要，可以在身上蓋一條毯子。保持這個姿勢至少十分鐘，最多二十分鐘，以達到這個姿勢能帶來的益處。

4. 要從這個姿勢起身時，先將你身邊的輔具都移開。緩緩坐起身，頭部要最後才起來。調整一下，再慢慢起身。

變化方式

這個姿勢也可以使用牆面當作背部支撐。將瑜伽墊直向靠著牆面擺放，接著將瑜伽枕也直向靠著牆面擺好，與瑜伽墊呈現平行。另外在你頭部下方墊一條摺成小方形的瑜伽毯來支撐頭部。

第三部分

序列

「任何時刻，你都能選擇更貼近自己的心靈，或者遠離它。」
—— 越南禪師、作家、詩人及和平運動家 釋一行

本書的目標是希望你能運用方法讓自己獲得身心健康。前面幾章中，你已經有足夠的資訊進行練習調整，讓你可以去了解哪些方式較適合你的身心狀態。每個人狀況都有所不同，我們都有不同的經歷，而正是那些經歷讓我們成為這一刻的自己。

話雖如此，事先提供你一個編排過的練習計畫仍是有幫助的，將有助於你運用一系列的動作來達到最大的益處。由於修復瑜伽的目標很明確，練習者往往也不會隨便選擇一個姿勢就開始進行練習。如果你有跟隨瑜伽老師或瑜伽治療師一起學習，他們通常都會針對每個人不同的狀況來設定練習計畫。序列經常被拿來重複練習，並且根據需求隨時進行調整和更動。

在接下來的章節中，你可以找到不同的姿勢序列，有助於減輕疼痛或幫助治療身體受傷。修復瑜伽適合每個人練習，包含了身體靈活的運動員、因受傷而體力較差或幾乎無法負荷運動的人，或者如果你想要變得更有活力，甚至是你可能平時完全沒有在運動，或剛從受傷的疼痛中康復過來，都十分適合練習。本章中你還可以學習到一些紓壓的序列，或者若你此刻正困在生命中的難題，出現一些情緒障礙，本章中也有一些序列能夠幫助你。另外，還有許多序列有助於促進身心整體健康。

本章中針對各個身心靈問題所設計的序列，都各有兩種選項能幫助你從修復瑜伽中找到身心平衡。

- 短序列：練習時間約三十分鐘，一共有三到四個姿勢，能加深你的放鬆感，讓你確實地獲得每個姿勢所帶來的益處。
- 長序列：練習時間約一到三小時，幫助你完完全全地進入深度放鬆的模式，讓你能完全獲得修復瑜伽最大的好處！

  所有序列都是針對特定的身心靈問題而設計的，這只是你恢復健康的一小部分而已。你一定會漸漸體會到它們對你的整體身心靈健康所帶來的幫助！

補充說明：本章中的每個序列都會列出所需的輔具。由於許多姿勢都會用到各種不同摺疊方式的瑜伽毯，因此每個姿勢的說明欄位中，會直接列出該姿勢所需的毯子總數和所有會運用的摺疊方式。有的姿勢你可能總共只需要用到兩條毯子，但這兩條毯子會在不同動作中被摺成不同形狀。

第六章

序列

「瑜伽教會我們如何治癒那些本毋需忍受的傷痛，
並學著去忍受那些無法治癒或改變的事物。」
—— 瑜伽大師、艾揚格瑜伽創始人 B.K.S. 艾揚格

　　本章中的各個序列能針對身體病痛和情緒問題進行療癒。但序列不會只針對一種症狀，一個能舒緩特定症狀的序列，通常對其他症狀也都會有所幫助，接下來的每個單元中都會告訴你詳情。針對每一種症狀或問題，本書都會編排一個短序列和一個長序列，讓你可以根據你每天的時間來選擇練習。短序列的練習時間大約三十分鐘，而長序列則平均需要兩小時左右。

　　序列中的每個姿勢，你都可以選擇維持最短或最長的時間，具體的時間長度可見本書第二部分中列出的所有姿勢說明。你可以根據你當天有多少時間來決定每個姿勢要練習多久，也要考量你在每個姿勢中的感受。當你維持一個姿勢過久時，你可能會開始感到不舒服，因此一定要隨時調整，以確保自己是舒適的。但如果調整過後你仍感到不適，那就應該停止繼續這個姿勢。

　　有時候你有可能會感覺序列中的某些姿勢不太適合你。雖然說序列的編排是根據特定身體或情緒症狀來設計的，但若有不適合的情況發生，你還是可以隨意地變換同類型的姿勢。此外，一定要記得讓自己在姿勢中盡可能保持舒適，就算姿勢說明中沒有提到輔具，你還是可以視情況多加運用它們。修復瑜伽的目的就是讓你感到舒適，所以要確保練習本章節中的序列時，你都有舒服療癒的感受。

針對上半身的序列

　　以下的序列能舒緩上半身常見的僵硬問題。大部分的人多多少少都會有肩頸或上背部的問題。至於手臂則是身體上半部分的延伸，如果你經常手部姿勢不良，就很容易導致手臂、手腕或手肘出現問題。修復瑜伽最棒的地方是，即使處於急性發作期間或慢性疼痛狀態，或是想要加強鍛鍊特定部位，無論什麼狀況你都可以練習。這些和緩的姿勢有助讓你的身體各部位回到正軌，也可以對有問題的部位進行療癒，甚至能幫助你術後修護或從受傷中恢復過來。但如果你剛動完手術，還是應該更加謹慎，務必向醫生確認你已經可以開始進行鍛鍊身體的相關運動。

瑜伽知識

如果你在這個序列的任何一個姿勢中感到不舒服（特別是進行敞胸式的時候），可以視情況增加或減少輔具。要盡可能地讓自己舒適，才能獲得這個序列以及其他所有序列為你身心帶來的益處。

1. 肩頸、上背部和手臂

短序列

練習時間：15–30 分鐘

所需輔具

- 瑜伽墊
- 兩條瑜伽毯（一條摺成靠頭枕狀，另一條為長捲）
- 瑜伽枕
- 兩塊瑜伽磚
- 椅子
- 兩個沙袋（或兩個米袋）
- 瑜伽眼枕 （可省略）

頸部非常脆弱，就連輕微的受傷或有壓力時，都會對頸部帶來影響。如果你的頸部的椎間盤錯位，會造成你從手臂一路疼痛到指尖。此外，手臂的相關問題還有痠痛、網球肘或腕管綜合症等等。如果你能學會放鬆身心並紓解這些區域的壓力，你的疼痛症狀就會消失。肩膀也經常承受很大的壓迫，它們是身體中最脆弱的關節之一，也很容易受傷。如果你經常在辦公桌前久坐或長期駕駛，你可能會感到上背部疼痛，下面兩種序列都非常適合舒緩這種壓力。

做法

1. 從伸展頸部動作開始，兩側伸展各維持幾個深呼吸，可以的話，時間再加長一些，將你的手臂向地板方向伸展，好讓你的頸部區域完全放鬆。

2. 再來做鷹手式，多花些時間放鬆下巴，並多呼吸幾次，好讓你能確實地釋放頸部的壓力，姿勢結束時抬起頭。

3. 接下來，進入到「利用瑜伽毯伸展三個部位 」的第一個部位。將瑜伽毯直接放在肩胛骨下面，讓你的上背部獲得完整伸展。保持這個姿勢至少兩分鐘，要從姿勢中起身時，身體先翻向右側，然後慢慢坐起來，再進行下一個動作。

4. 進行敞胸式，專注讓身體恢復能量、煥然一新。深呼吸，並感受壓力遠離你的身體。保持在敞胸式至少五分鐘或更久。

5. 進行腹部扭轉式，在瑜伽墊中間橫向放置一個瑜伽枕，另一個放在膝蓋和腳之間，以支撐你的骨盆。保持這個扭轉姿勢每側至少三分鐘。

6. 最後以大休息結束這個序列。針對這個序列所進行的大休息，要在你的兩邊肩膀上各放一個沙袋，幫助肩膀消除緊張。享受你肩膀上的額外重量所帶來的安全感，當大休息結束後，將沙袋移開，你肯定會感覺更加輕鬆。充分休息，至少保持在大休息姿勢十分鐘。

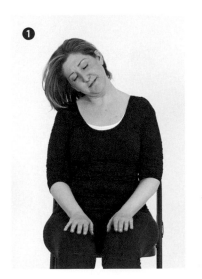 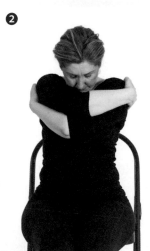 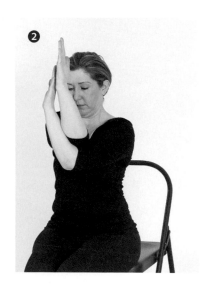

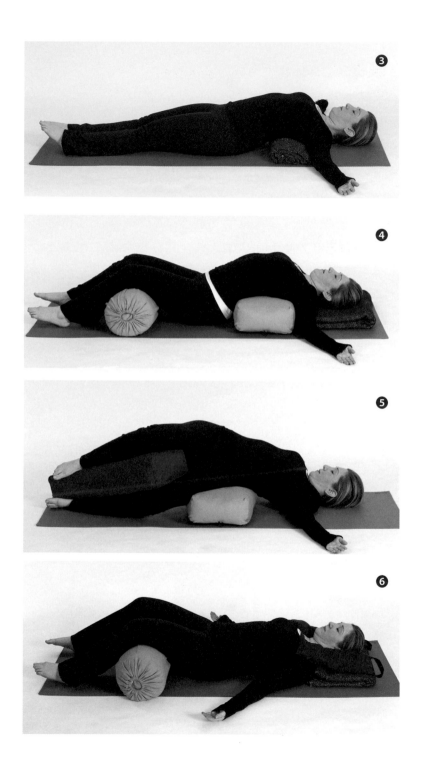

做法

1. 先來到牆邊，進行面牆下犬式。每次吸吐都要集中注意力放鬆頸部和肩部。

2. 接下來進行兩次頸部伸展動作。

3. 再來做牛面式，兩隻手各至少吸吐三次。

4. 再進行兩次頸部伸展動作，想像你正在釋放上半身所有肌肉纖維的壓力。

5. 現在進入到「利用瑜伽毯伸展三個部位」的第一個部位。將瑜伽毯直接放在肩胛骨下面，讓你的上背部獲得完整伸展。保持這個姿勢至少一到兩分鐘。

6. 進行敞胸式，專注於打開前胸，並釋放背部壓力。持續至少十分鐘。

7. 進行仰臥橋式的第一種方式。同樣專注於打開胸部區域，至少保持姿勢八分鐘，最多二十分鐘。

8. 回到嬰兒式的第一種方式。延長你的呼吸，以釋放壓力。停留在這個姿勢至少六分鐘，最多十五分鐘。

9. 來到以瑜伽枕輔助的腹部朝下扭轉姿勢，集中注意力，每次吸吐時就加深扭轉，以釋放上半身的壓力。每側保持三分鐘。

10. 最後以大休息結束這個序列。針對這個序列所進行的大休息，要在你的兩邊肩膀上各放一個沙袋以消除所有緊張。享受你肩膀上的額外重量所帶來的安全感，當大休息結束後，將沙袋移開，你肯定會感覺更加輕鬆。充分休息，至少保持在大休息姿勢十分鐘。

長序列

練習時間： 45 分鐘至 2 小時

所需輔具
- 瑜伽墊
- 兩條瑜伽毯（摺成靠頭枕狀及捲成長捲）
- 瑜伽枕
- 兩塊瑜伽磚
- 椅子
- 兩個沙袋（或兩個米袋）
- 瑜伽眼枕（可省略）

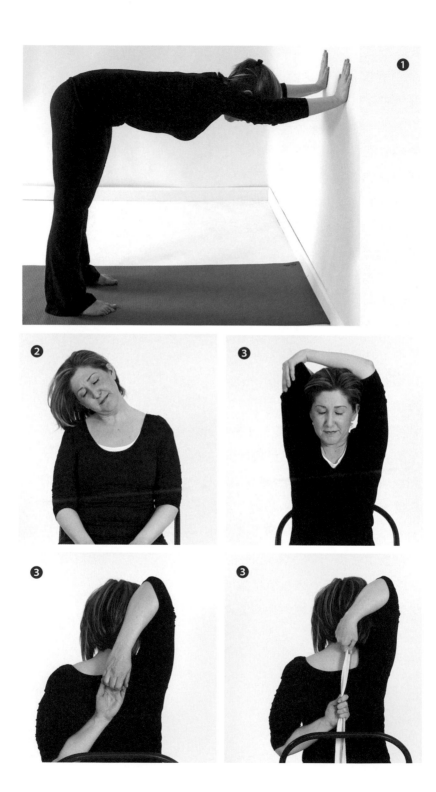

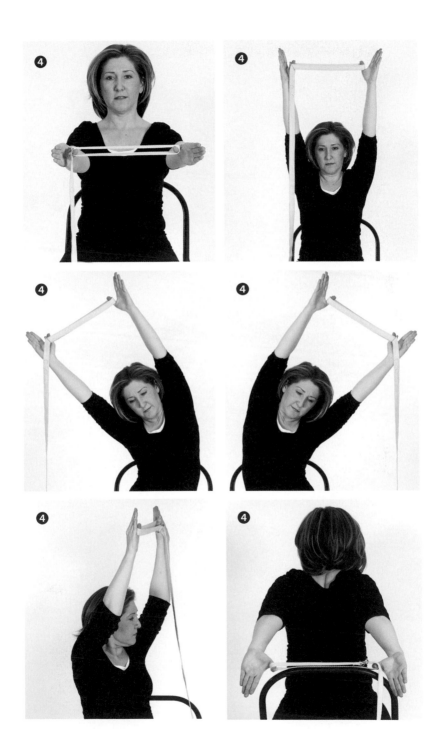

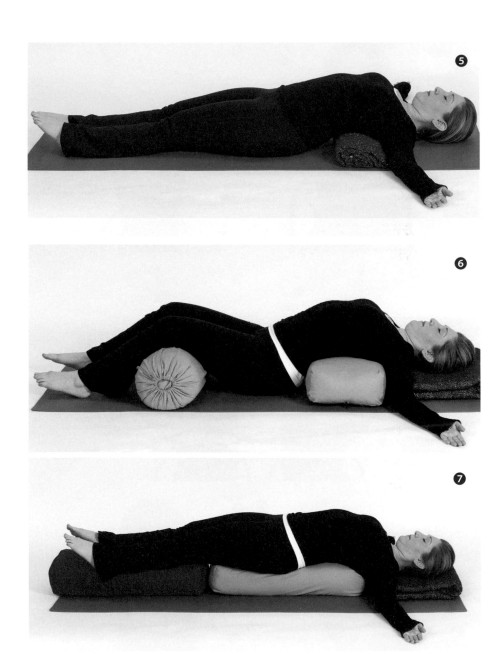

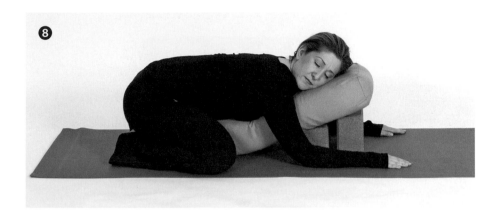

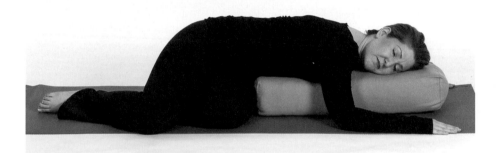

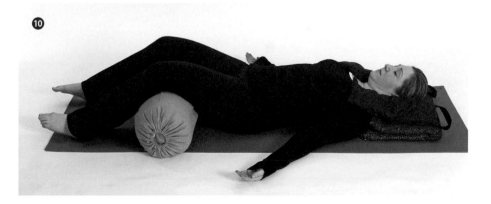

針對下半身的序列

久坐久站、穿不合腳的鞋子或者運動過度，都有可能會傷害到你身體的下半部。無論你是否本來就有肢體不平衡的問題，或者曾經因重複性壓力而讓身體受傷，接下來的序列都能幫助你重新找回身體的動力，並且紓解你身體正在經歷的各種疼痛問題。

中心思想

Atha yoga-anuśāsanam

無論你的身心狀況如何，都可以練習瑜伽。無論你是否疲憊、虛弱，或早已活力十足、身心強壯，隨時都能夠練習。

1. 腿、膝蓋和腳

我們每天都大量使用腿、膝蓋和腳，因此這些部位也很常出問題。腳可能是我們最容易忽視的身體部位，但其實它們每天都承受著你整個人的重量。另外，你走路的方式也會影響你的雙腿。以下的序列很適合腿部和腳部疲勞的人，也有助於減輕任何膝蓋的不適。如果你最近動了腿、膝蓋或腳部的手術，這些序列也有助於你術後恢復，但務必記得在練習過程中保持舒適，一旦感到疼痛就要立即暫停。

所需輔具
- 瑜伽墊
- 兩個瑜伽磚
- 兩條伸展帶
- 兩條瑜伽毯
- 瑜伽枕
- 瑜伽眼枕（可省略）

▌做法

1. 首先進行面牆半三角前彎式，靠近牆面的那隻腳掌前掌部分踏在瑜伽磚上。每隻腳保持兩分鐘。

2. 接著來到仰臥手抓腳式。將一條腿打直並向上抬起，然後再往外側打開，最後再倒向另一側，越過身體，每一個動作各一分鐘。然後換另一條腿，重複以上步驟。

3. 來到靠牆抬腿式。這個序列的靠牆抬腿式，要將伸展帶分別綁在大腿和小腿上。保持這個姿勢十分鐘，如果不舒服的話則可以提前放下腿。先將伸展帶從腿上取下來後，再從這個姿勢起身。

4. 接著來到輔助束角式的第二種方式，並保持姿勢四分鐘。

5. 來到仰臥英雄式的第三種方式，並保持姿勢四分鐘。務必要在你的小腿下面墊一條瑜伽毯，並且臀部坐在瑜伽磚上，有助於舒緩膝蓋或腳部的不適。

6. 最後進入到大休息。將瑜伽枕放在膝蓋下方，並休息十分鐘。需要的話也可以使用瑜伽眼枕。

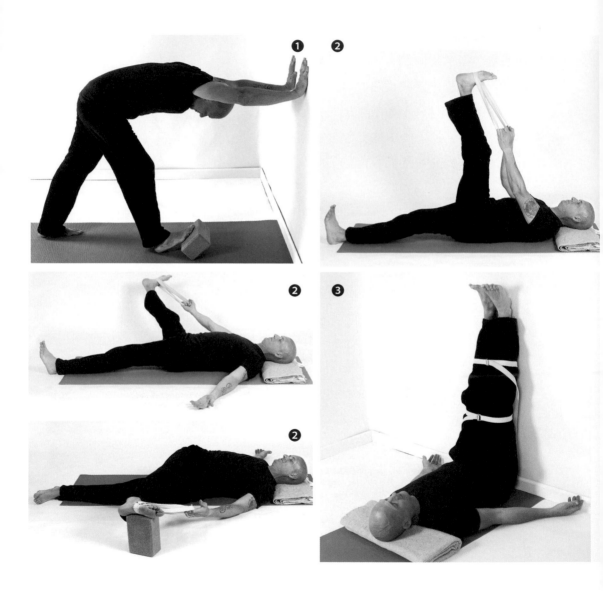

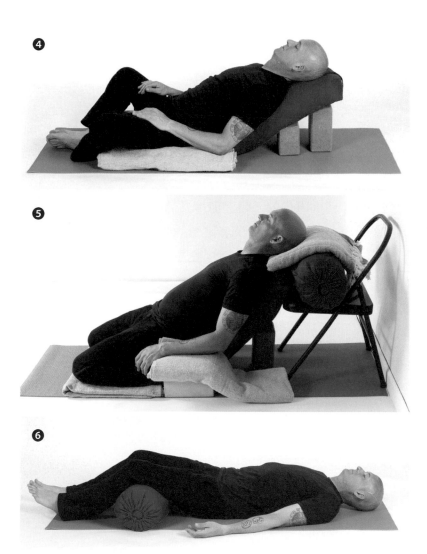

做法

1. 先進入到下犬式，以瑜伽磚作為輔助。保持這個姿勢三分鐘。

2. 接著來到仰臥手抓腳式。將一條腿打直並向上抬起，然後再往外側打開，最後再倒向另一側，越過身體，每一個動作各一分鐘。然後換另一條腿，重複以上步驟。

3. 再來到輔助束角式的第二種方式，並保持姿勢十分鐘。

4. 到以椅子輔助的前彎的第二種方式，每側保持四分鐘。

5. 進行剪刀腳腹部朝下扭轉，每側保持三分鐘。

6. 來到靠牆抬腿式。這個序列的靠牆抬腿式，要將伸展帶分別綁在大腿和小腿上。保持這個姿勢十分鐘，如果不舒服的話則可以提前放下腿。先將伸展帶從腿上取下來後，再從這個姿勢起身。

7. 倚靠牆面進行以椅子輔助的肩倒立式，保持姿勢六分鐘。從這個姿勢下來時，緩緩往下滑，直到你的下背部放在瑜伽枕上，然後將雙腿放在座椅上兩到三分鐘。

8. 最後回到地板上進行大休息。將瑜伽枕放在膝蓋下，並休息十二分鐘。需要的話也可以使用瑜伽眼枕。

長序列

練習時間：1 小時

所需輔具

- 瑜伽墊
- 兩塊瑜伽磚
- 伸展帶
- 兩條瑜伽毯
- 兩個瑜伽枕
- 椅子
- 瑜伽眼枕（可省略）

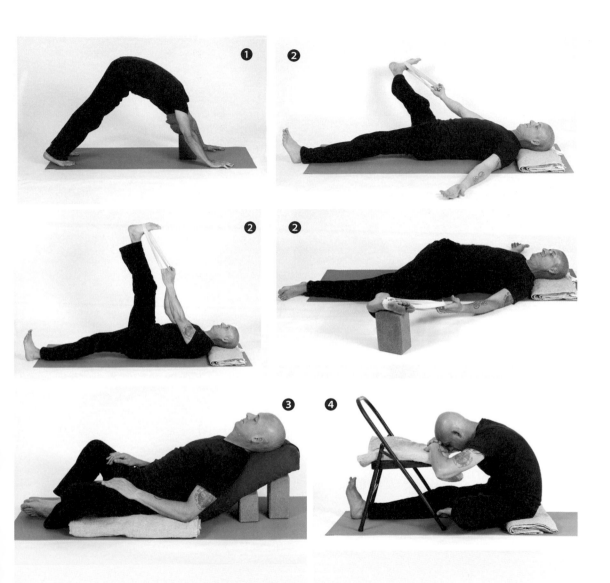

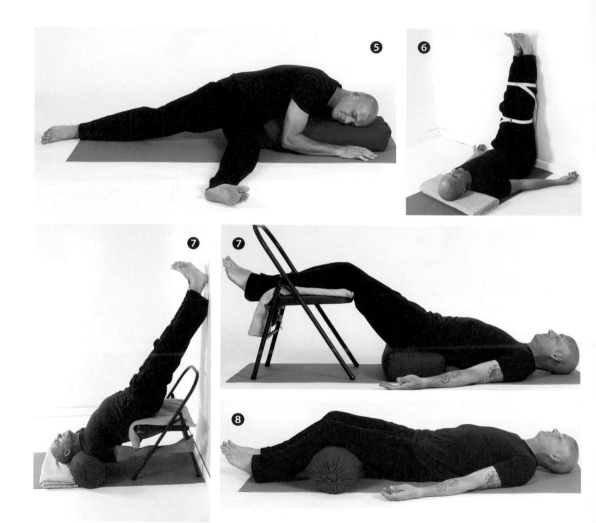

2. 髖關節

　　就像前面提到過的，髖部可說是你身體的「衣櫥」，因為該處神經十分密集，承受著許多壓力。肌肉是有記憶的，而髖部肌群所儲存的記憶與我們的安全感密切相關。如果你在生活中正好發生一些失去安全感的事情，練習瑜伽也能幫助你釋放紓解這樣的感受和壓力。緊繃的髖部可能會成為整個身體問題的根源，從背部一直到膝蓋都會受到影響。在現代社會中，人們在一天中大部分的時間都坐在椅子上或車子裡，因此也常常髖部緊繃。以下的序列將能幫助你放鬆髖部，進而讓你的日常情緒能感到更輕鬆。

▍做法

1. 先從仰臥手抓腳式開始。身體平躺，將一條腿打直並向上抬起，然後再往外側打開，最後再倒向另一側，越過身體，每一個動作各一分鐘。然後換另一條腿，重複以上步驟。

2. 接著來到輔助束角式的第四種方式。這個序列中的輔助束角式要在身後放一個瑜伽枕，就像輔助束角式的第一種方式所示範的那樣。你的膝蓋下方也要再放一個瑜伽枕，曲起膝蓋，雙腿向兩側打開。保持這個姿勢至少十分鐘。

3. 最後以大休息為這個序列收尾，平躺並休息最少五分鐘，最多十五分鐘。

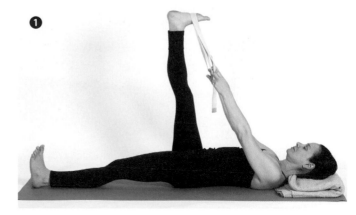

❶

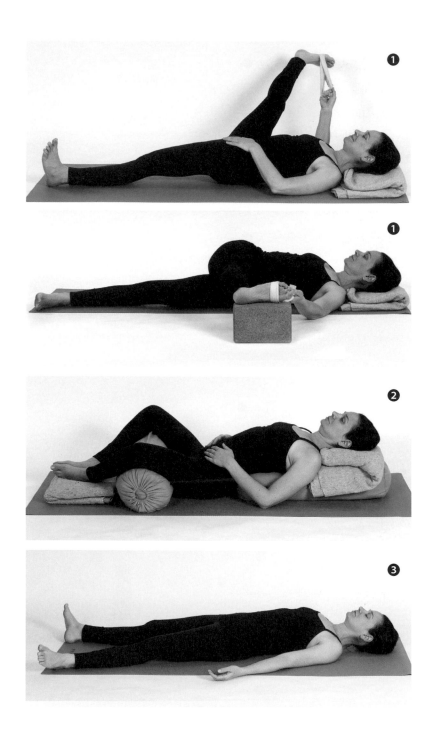

做法

1. 先從仰臥手抓腳式開始。身體平躺，將一條腿打直並向上抬起，然後再往外側打開，最後再倒向另一側，越過身體，每一個動作各一分鐘。然後換另一條腿，重複以上步驟。

2. 接著來到扇式。扇式需要用到一個瑜伽枕。每側保持三分鐘。也可以將頭部朝向正前方，額頭放在手上。

3. 然後來到輔助束角式的第五種方式。保持姿勢十分鐘。

4. 接下來運用以瑜伽枕輔助的鴿式來繼續打開你的髖關節。每側保持三分鐘。利用瑜伽枕的輔助來讓自己達到完全放鬆。

5. 再來進行十字枕式。雙腿完全伸直，向後仰躺，讓你的身體前半部完全打開。保持這個姿勢四分鐘。

6. 接著進行剪刀腳腹部朝下扭轉，在扭轉前記得要先伸展你的脊椎。每側保持兩分鐘。

7. 最後來到大休息，休息十分鐘。

長序列

練習時間：1小時

所需輔具

- 瑜伽墊
- 伸展帶
- 兩個瑜伽枕
- 兩塊瑜伽磚
- 瑜伽毯（摺成窄長形）

❶

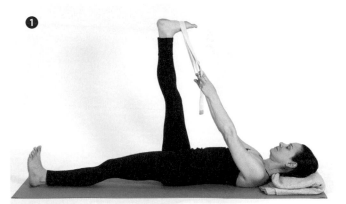

❶

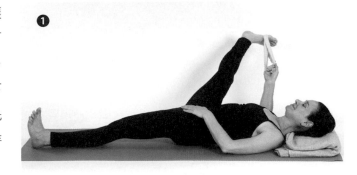

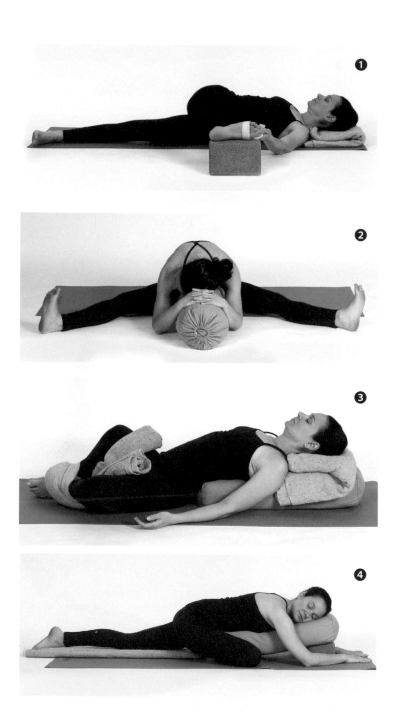

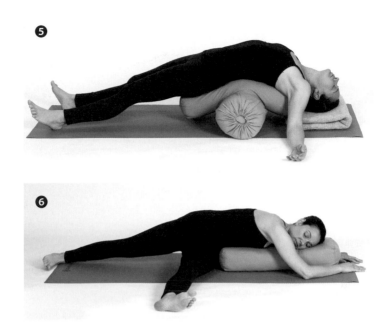

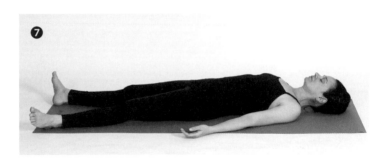

針對背部的序列

修復瑜伽能幫助你回復到舒適的狀態。坊間有許多鍛鍊背部的運動，有別於那些動態的鍛鍊，這種和緩的姿勢將有助於你舒緩修復。

1. 下背部疼痛

短序列

練習時間：30 分鐘

所需輔具
- 瑜伽墊
- 椅子（可省略）
- 瑜伽枕
- 兩個瑜伽磚
- 兩條瑜伽毯（捲成長捲）
- 沙袋（可省略）
- 瑜伽眼枕（可省略）

　　下背部疼痛有許多罪魁禍首。長期重複動作、不良姿勢以及腹部肌肉無力，都可能造成下背部各式各樣的問題，包含椎間盤突出以及韌帶與下背部肌肉拉傷等等。就連壓力也會造成下背部疼痛。當你的身體承受壓力和緊張時，背部的肌肉會變得緊繃。若正在經歷情緒問題，也可能出現背部疼痛的狀況。幸好，這些下背部疼痛的病因都能透過修復瑜伽得到紓解。以下序列中的姿勢，能幫助下背部肌肉放鬆，並舒緩引發疼痛的壓力。練習時專注於呼吸，要全然放下心中的任何思慮，即便是長時間維持在姿勢中，也不要任意讓自己產生情緒。

做法

1. 做三次抵牆貓牛式。注意牛式時吸氣，貓式於吐氣。這個動作能放鬆你的橫膈膜，進而放鬆你的背部。
2. 來到坐姿扭轉的第二種方式。保持這個姿勢至少三個吸吐。
3. 接著進行輔助束角式的第一或第二種方式。保持姿勢十五分鐘。確保你的下背部倚靠在瑜伽枕上，受到完全的支撐，並在腿上蓋一條瑜伽毯。
4. 最後大休息十分鐘。與一般大休息方式稍微不同的地方在於，在下腹上放一個沙袋，將能幫助你的背部放鬆。另外加個瑜伽眼枕也能讓你更加舒適。

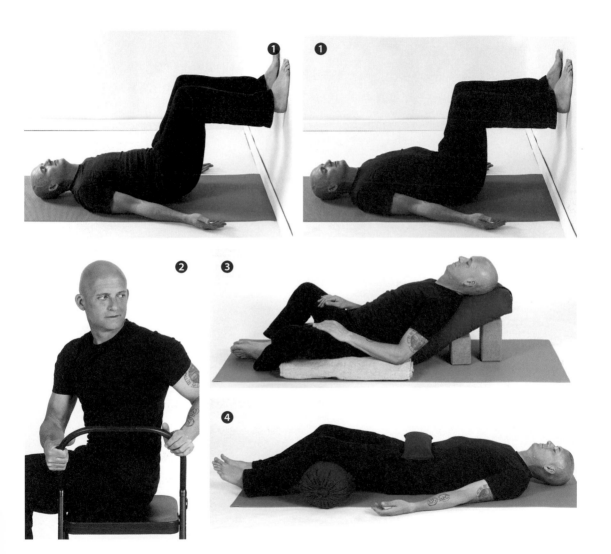

做法

1. 從仰臥手抓腳式開始。在頭部下方墊一條瑜伽毯來支撐頸部。身體平躺,將一條腿打直並向上抬起,然後再往外側打開,最後再倒向另一側,越過身體,每一個動作各一分鐘。然後換另一條腿,重複以上步驟。過程中記得運用伸展帶勾在腳上,有助於伸展。

2. 來到面牆下犬式,保持四分鐘。

3. 再來到面牆半三角前彎式,每側保持兩分鐘,共四分鐘。

4. 接著進入到「利用瑜伽毯伸展三個部位」的動作,每個部位保持兩分鐘。

5. 然後來到簡單的橋式,這次先用瑜伽磚墊在臀部下方來輔助,而非瑜伽枕。保持姿勢六分鐘。

6. 移開瑜伽磚,平躺在地板上。膝蓋輕輕靠攏在一起,有助於背部放鬆。放鬆之後,來到輔助束角式的第三種方式。將伸展帶繞在膝蓋上,不要綁在腰上,就像第三種輔助束角式的變化方式所示範的那樣。保持這個姿勢十二分鐘。

7. 回到嬰兒式的第一種方式,停留八分鐘。

8. 來到以瑜伽枕輔助的腹部朝下扭轉動作。每側保持三分鐘。

9. 最後來到靠椅抬腿式,將沙袋放在下腹部,並休息十五分鐘,作為整個序列最後的放鬆動作。

長序列

練習時間:75分鐘

所需輔具

- 瑜伽墊
- 伸展帶
- 兩條瑜伽毯(捲成長捲、摺成方形及靠頭枕狀)
- 兩塊瑜伽磚
- 兩個瑜伽枕
- 椅子
- 沙袋
- 瑜伽眼枕(可省略)

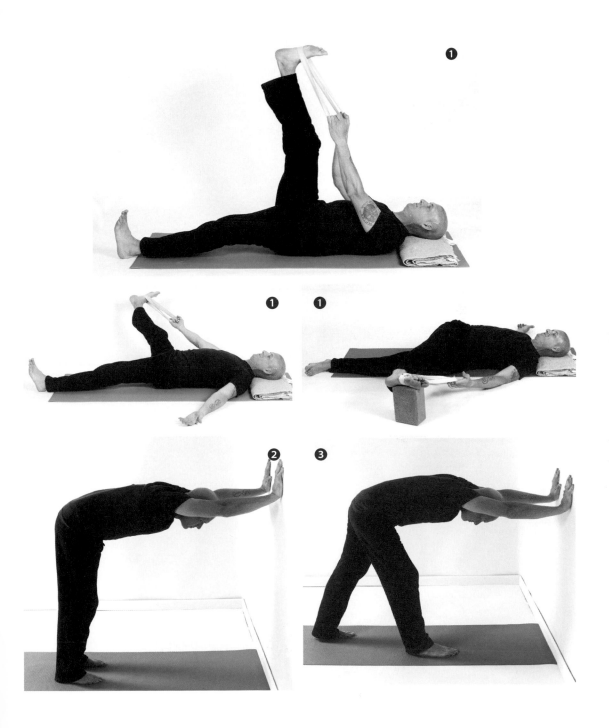

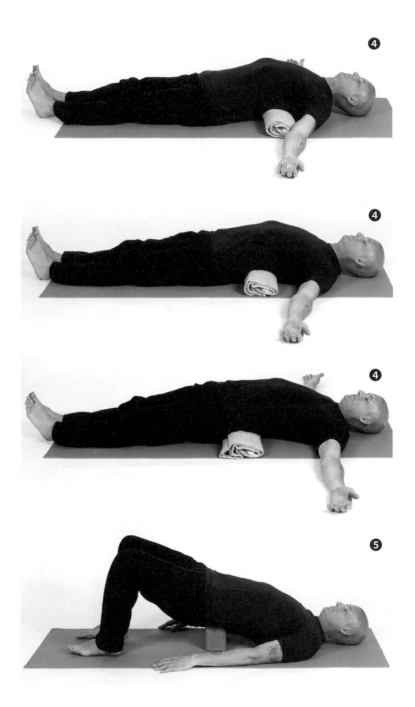

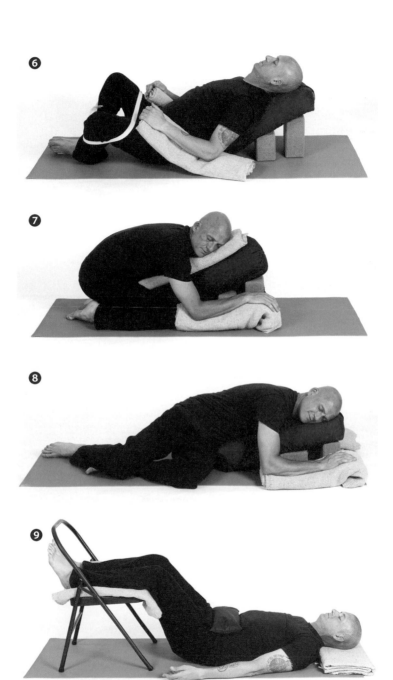

2. 坐骨神經痛

　　有些坐骨神經痛主要起因於下背部的病變。坐骨神經痛是因為坐骨神經受到刺激或壓力而引發的，而坐骨神經是下背部的主要神經叢。這樣的疼痛往往會從臀部開始，並沿著腿部向下延伸。椎間盤突出或梨狀肌壓迫到坐骨神經（梨狀肌是讓大腿能向外轉動的臀部肌肉），也經常引發坐骨神經痛。坐骨神經痛起來實在會讓人痛不欲生，不過以下的修復瑜伽序列能有效幫助你打開髖關節，進而舒緩疼痛。

▍做法

1. 先來到抵牆貓牛式，保持四分鐘，專注於你的呼吸，讓背部放鬆。
2. 來到簡單的橋式，將瑜伽枕墊在下背部。往瑜伽枕上靠，並完全放鬆。保持這個姿勢六分鐘。
3. 再來到以瑜伽枕輔助的鴿式，每側維持五分鐘。
4. 最後是大休息。將瑜伽枕墊在膝蓋下方，並休息十五分鐘。可以使用瑜伽眼枕加深放鬆。

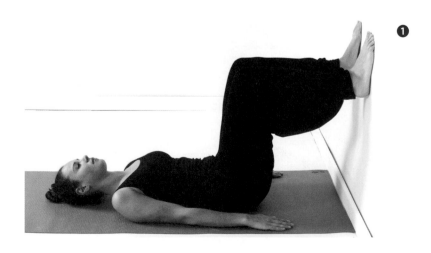

❶

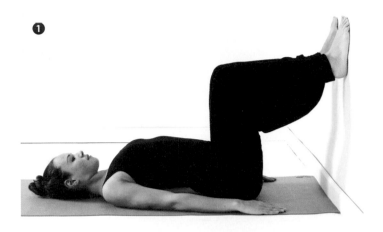

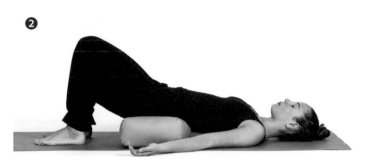

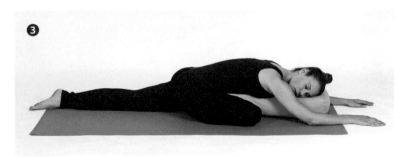

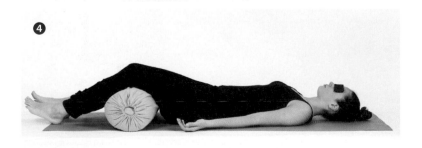

做法

1. 先來到抵牆貓牛式，保持四分鐘，專注於你的呼吸，讓背部放鬆。

2. 來到面牆半三角前彎式，先右腳在前，之後再換左腳。每側進行三十秒。

3. 回到嬰兒式的第一種方式。如果此時覺得過度伸展，可以將兩個瑜伽枕疊在一起，然後再靠上去。保持這個姿勢十分鐘。

4. 接著進行剪刀腳腹部朝下扭轉。先朝右側進行，每側保持三分鐘。

5. 來到仰臥英雄式的第二種方式。在剪刀腳式之後練習這個姿勢非常好，它能打開髖部，並紓解髖部神經的壓力。保持這個姿勢十二分鐘。

6. 然後來到側邊伸展。每側保持四分鐘。

7. 最後來到俯臥大休息，休息十五分鐘。

長序列

練習時間：58 分鐘

所需輔具

- 瑜伽枕
- 兩塊瑜伽磚
- 兩條瑜伽毯（摺成長形、靠頭枕狀及方形）
- 瑜伽眼枕（可省略）

①

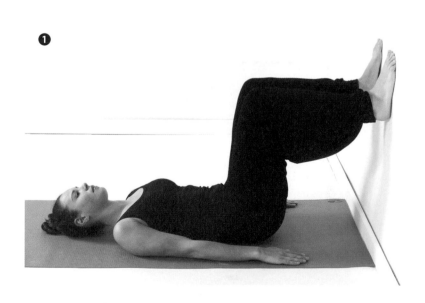

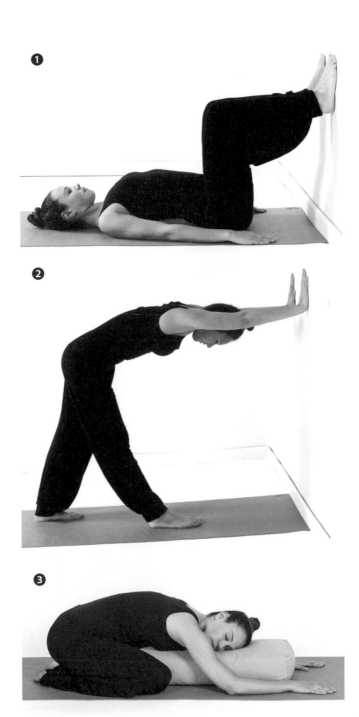

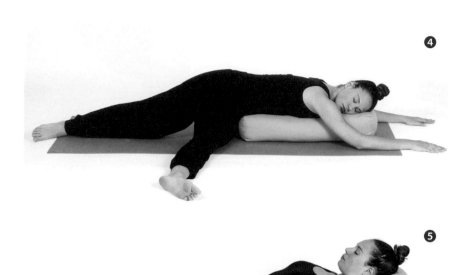

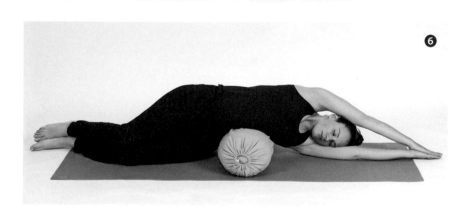

❼

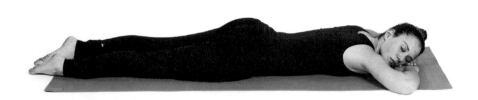

針對呼吸道問題的序列

　　在修復瑜伽的練習中，由於每個姿勢都保持較長的時間，療效便有足夠的時間能觸及到身體各部位的系統中，包含了呼吸系統和免疫系統。也正因如此，若你正好在對抗呼吸系統疾病，修復瑜伽對你大有幫助。當你受寒、流感、支氣管炎、氣喘或者感染任何阻塞呼吸道的疾病、甚至是胸腔疼痛等等，這些病痛常會讓人變得十分虛弱。當你處於生病期間，要進行運動是不太可能的。幸好修復瑜伽十分溫和，即使是在生病期間，都可以透過練習來幫助身體修復。

1. 一般呼吸道症狀

短序列

練習時間：30 分鐘

所需輔具
- 瑜伽墊
- 椅子
- 兩條瑜伽毯（摺成長形及方形）
- 兩個瑜伽枕
- 瑜伽眼枕（可省略）

以下這個序列中的姿勢能幫助你疏通胸腔，好讓你的免疫系統正常運作，並且帶來放鬆的感受，有助於你康復。如果你鼻竇發炎，這些序列中的許多姿勢和呼吸法也能幫助你疏通鼻塞狀況。

▌做法

1. 坐在椅子上，專注進行鼻孔交替呼吸法。練習大約四分鐘，完成後休息一下下，注意觀察你的呼吸聲是否變清澈了。
2. 來到以椅子輔助的前彎姿勢，進行它的第二種方式。每側伸展三分鐘。
3. 進行敞胸式。若頭部需要支撐，就在下方墊一條瑜伽毯。身上也可以蓋一條瑜伽毯保持溫暖。保持這個姿勢十分鐘。
4. 來到大休息，休息十分鐘。

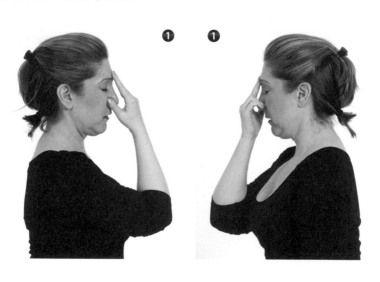

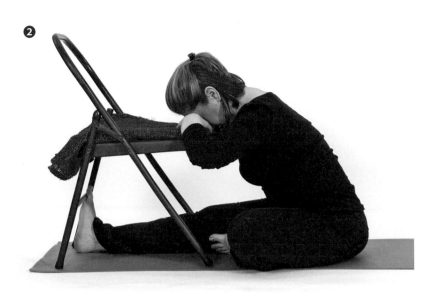

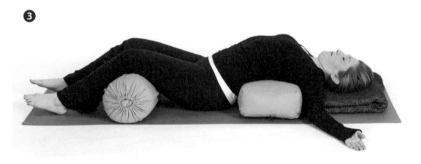

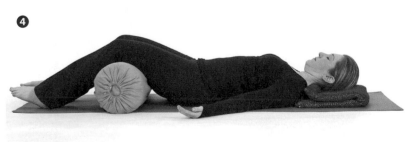

做法

1. 坐在椅子上，專注進行鼻孔交替呼吸法。練習大約四分鐘，完成後休息一下下，注意觀察你的呼吸聲是否變清澈了。

2. 來到以椅子輔助的前彎姿勢，進行它的第二種方式。每側伸展三分鐘。

3. 然後來到地板上，進行腹部扭轉式。專心感受身體的伸展，每側保持三分鐘。

4. 接著進行仰臥橋式的第一種方式。運用輔具讓自己舒適，例如可以墊一條瑜伽毯在頭部下方。保持姿勢十分鐘。

5. 最後來到靠椅抬腿式，用這個姿勢來進行放鬆。需要的話，可以在身上蓋一條瑜伽毯保持溫暖，並用瑜伽眼枕讓自己進入深度放鬆。至少休息八分鐘，好讓自己能確實地獲得這個姿勢所帶來的益處。

長序列

練習時間：45 分鐘

所需輔具

· 瑜伽墊
· 椅子
· 兩條瑜伽毯（摺成方形及長形）
· 兩個瑜伽枕
· 瑜伽眼枕（可省略）

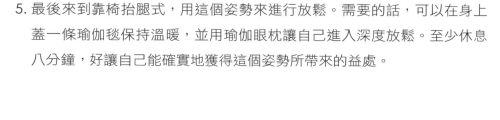

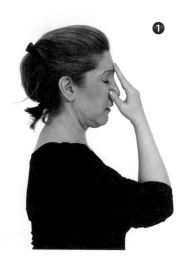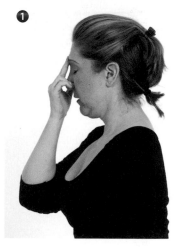

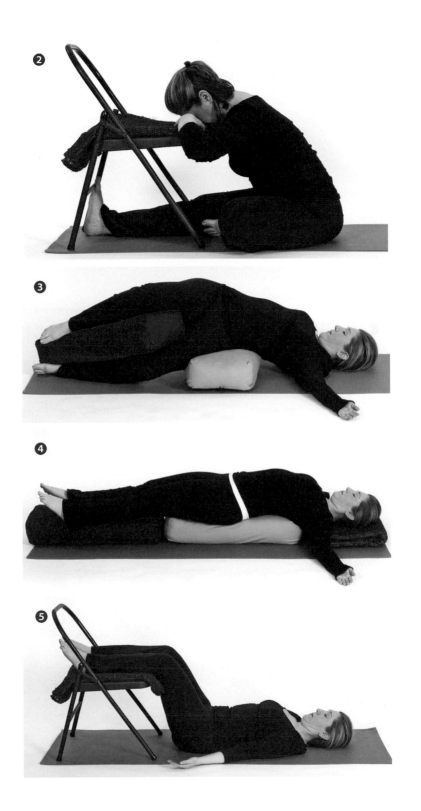

2. 氣喘

修復瑜伽也能讓氣喘患者受益匪淺。練習敞開胸腔並增強肩部的力量，有助於放鬆控制呼吸的肌肉群，讓氣喘患者能夠更充分地吸氣和吐氣。另外，瑜伽中的呼吸法對氣喘患者也當然十分有益。研究也顯示，加深吐氣能夠幫助氣喘患者更進一步控制他們的呼吸。因此，以下的序列著重於打開身體的前部，並幫助你練習控制呼吸。

▋做法

1. 一開始先練習停頓呼吸法。切記呼氣之後的停頓。練習至少四分鐘。

2. 在瑜伽墊上舒適地躺下或坐下，並練習橫膈膜呼吸法。練習時，在你的腹部上放一個沙袋。深呼吸，將空氣吸入你的腹部，感受肚子上沙袋的起伏。練習三分鐘。

3. 來到十字枕式，保持大約十分鐘。

4. 最後來到大休息。可以在膝蓋下方墊一個瑜伽枕，並將沙袋放在胸部上。休息十五分鐘。

短序列

練習時間：30 分鐘

所需輔具

- 瑜伽墊
- 兩個瑜伽枕
- 瑜伽毯（摺成靠頭枕狀或長形）
- 沙袋
- 瑜伽眼枕（可省略）

❶
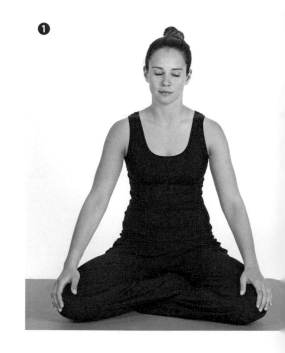

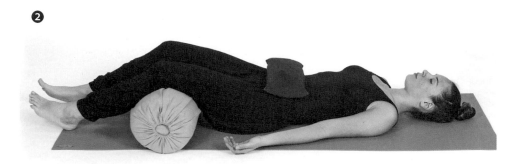

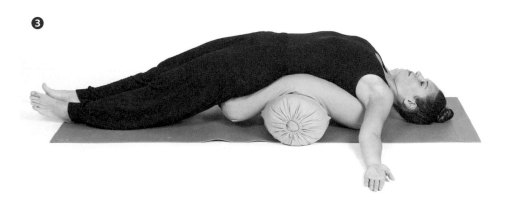

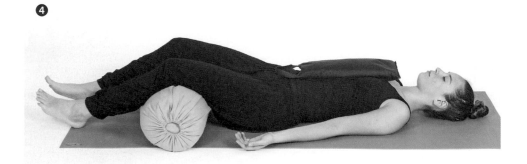

做法

1. 一開始先練習停頓呼吸法。切記呼氣之後的停頓。練習至少四分鐘。

2. 接著伸展肩膀，至少兩分鐘。

3. 來到簡單的橋式，以瑜伽枕輔助，並保持姿勢十五分鐘。

4. 來到仰臥英雄式的第一種方式。如果你的腳部感到很緊繃，記得要用瑜伽磚墊高你的瑜伽枕，好讓你躺下時感到更舒適。保持這個姿勢十分鐘。

5. 來到下犬式，將頭部放在瑜伽枕上。保持這個姿勢三分鐘。

6. 然後進行靠牆抬腿式，以瑜伽枕輔助。將沙袋放在你的下腹部。保持這個姿勢十二分鐘。

7. 將沙袋移到胸部位置，然後進行大休息。休息十五分鐘。

長序列

練習時間：75 分鐘

所需輔具

・伸展帶
・瑜伽枕
・兩個瑜伽磚
・瑜伽毯（摺成方形或長形）
・沙袋
・瑜伽眼枕（可省略）

❶

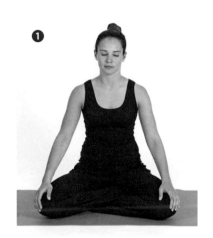

瑜伽知識

氣喘會讓患者十分焦慮，神經系統對氣喘發作的反射反應則會讓人越來越衰弱。修復瑜伽也可以幫助預防或減輕神經系統遭到觸發時所產生的焦慮反應，進而降低氣喘發作的嚴重程度。

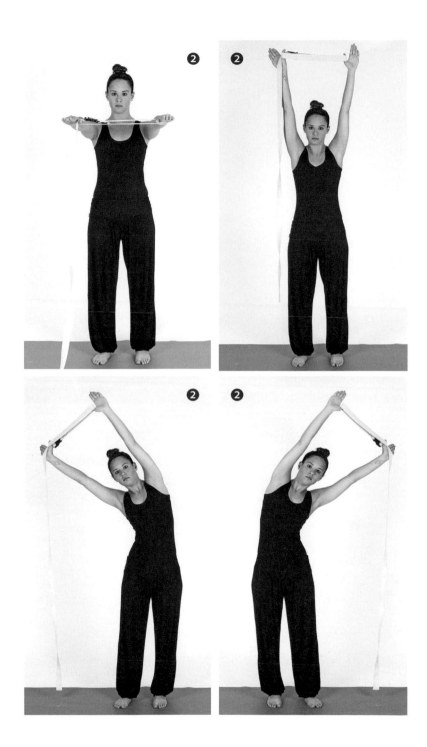

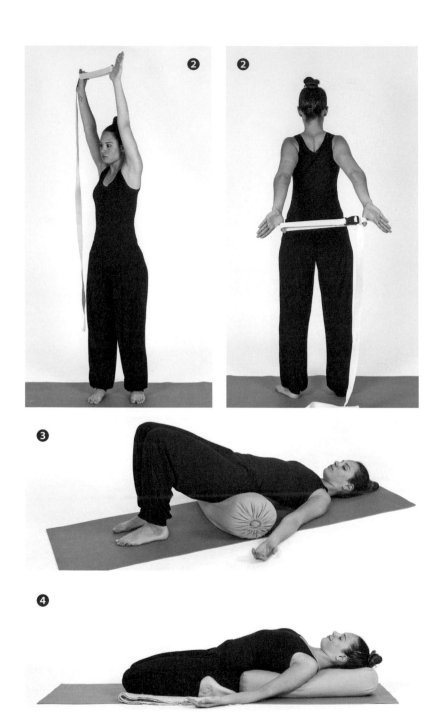

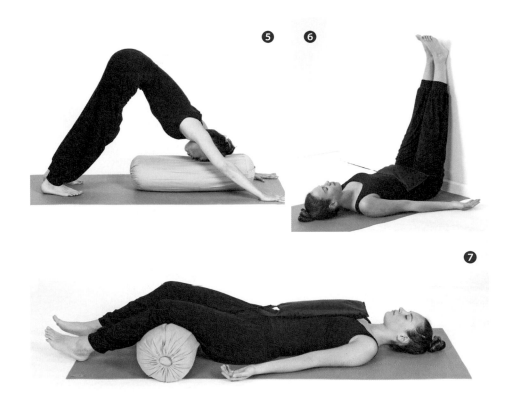

針對心理健康的序列

　　修復瑜伽能使人放鬆身心、專注於當下，並創造更寧靜的心靈狀態。經常練習修復瑜伽（尤其是以下這些序列）的人，往往能夠在生活中形成一種平和完滿的感受。也有研究顯示，這些練習不僅能夠帶來平靜的感受，還能增加體內血清素的生成，進而讓人產生更正面的自我認同，因為當血清素水平過低時，人就會變得抑鬱。

1. 沮喪

短序列

練習時間：35 分鐘

所需輔具
- 瑜伽墊
- 兩個瑜伽枕
- 兩條瑜伽毯（摺成靠頭枕狀及長形）
- 瑜伽眼枕（可省略）

越來越多的研究表明，瑜伽可以對憂鬱情緒產生療癒作用。因為練習瑜伽有助於提高血清素水平並降低體內的皮質醇，這和抗憂鬱藥物的效果十分相似。因此修復瑜伽對憂鬱症患者也十分有幫助。每個姿勢都維持較長的時間，能幫助練習者更好地連結身體和心靈，會讓人感覺到自己慢慢地找回自我。後彎姿勢能打開心輪，往往對憂鬱情緒非常有療效，以下的序列中都有後彎姿勢包含在其中。有些有憂鬱困擾的人一開始會很難在修復瑜伽中放鬆。如果你覺得要長時間維持同一個姿勢會讓你感到情緒上不舒服，那麼可以先嘗試一些更動態的瑜伽，然後再來進行修復瑜伽練習。此外，要專注於呼吸，將吐氣拉長，這會有助於你放鬆。

▌做法

1. 先舒服地坐著，練習數分鐘停頓呼吸法。
2. 然後來到抵牆貓牛式，練習大約兩分鐘。
3. 接著進行敞胸式，在膝蓋和上背部的下方各墊一個瑜伽枕。保持這個姿勢大約八分鐘。
4. 來到靠牆抬腿式，以瑜伽枕輔助，保持姿勢大約十分鐘，試著在這個姿勢中完全放鬆。
5. 最後來到大休息，休息十分鐘或更久。可以運用瑜伽枕來進入深度放鬆。

❶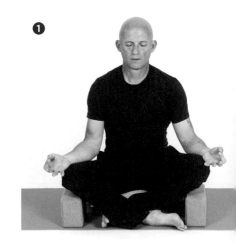

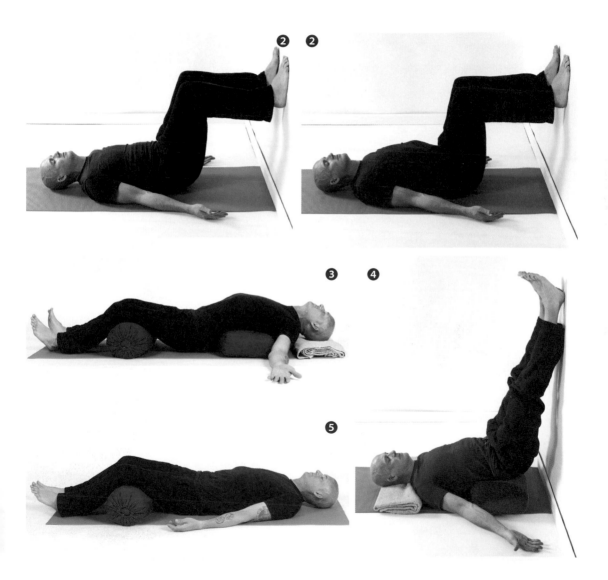

做法

1. 先舒服地坐著，臀部下方可以墊一條摺成小方形的瑜伽毯，或將背部靠在牆上以獲得支撐，然後練習數分鐘停頓呼吸法。
2. 來到抵牆貓牛式，練習大約兩分鐘。
3. 來到簡單的橋式，以瑜伽磚輔助，並保持姿勢六分鐘。要從這個姿勢起身時，抬起臀部並將瑜伽磚移開，先平躺一分鐘，然後身體翻向右側，再慢慢坐起身。

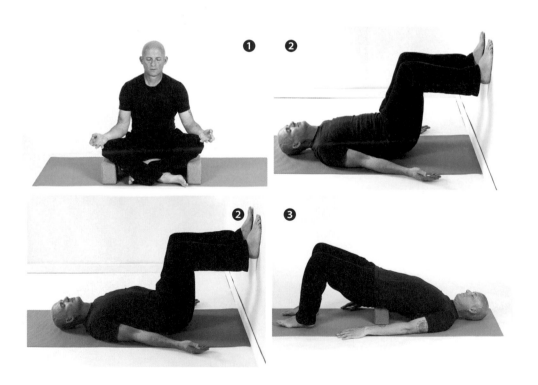

長序列

練習時間：1小時

所需輔具

- 瑜伽墊
- 兩塊瑜伽磚
- 兩個瑜伽枕
- 兩條瑜伽毯（摺成小方形、靠頭枕狀、長形及方形）
- 椅子
- 瑜伽眼枕（可省略）

4. 接下來進行十字枕式。專注於深呼吸，並保持姿勢十分鐘。

5. 回到嬰兒式的第一種方式，並保持十分鐘。

6. 接著來到以椅子輔助的肩倒立式，保持十分鐘。從這個姿勢起身時，記得要緩緩往下滑，直到你的下背部放在瑜伽枕上，身體翻向右側後再起身。

7. 在瑜伽墊的中間，將兩個瑜伽枕分別直向和橫向擺放，做出一個 T 字形，然後來到靠椅抬腿式，用來當成這個序列的收尾放鬆。保持在這個姿勢中十五分鐘。可以運用瑜伽眼枕來加深放鬆感。

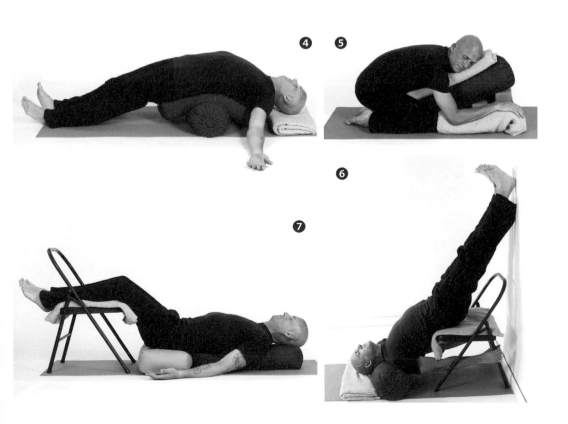

2. 焦慮

長期焦慮症患者通常會使用處方藥來緩解他們的焦慮症狀，其實練習修復瑜伽也可以控制症狀，大大降低了藥物對身體產生的破壞。以下序列中的姿勢都著重於幫助你放鬆神經系統和身體的特定部位，通常這些部位若太過緊繃，很容易增加焦慮和緊張感。多花一些時間練習這些序列，隨著練習時間，你將發現身體對壓力產生的反應正慢慢地改變，這是減少焦慮非常有效的方法。

短序列

練習時間：40 分鐘

所需輔具

- 瑜伽墊
- 瑜伽枕
- 椅子
- 兩條瑜伽毯（摺成靠頭枕狀、方形和長形）
- 兩塊瑜伽磚
- 沙袋
- 瑜伽眼枕（可省略）

▌做法

1. 先來到地板上，從大休息的姿勢開始。練習感知呼吸法五分鐘，花時間感受自己的呼吸。

2. 接著來到簡單的橋式，將瑜伽枕墊在臀部下方，保持姿勢五分鐘。

3. 然後在瑜伽枕上進行腹部朝下扭轉，每側保持三分鐘。

4. 接下來進入到以椅子輔助的前彎，以第一種方式練習。雙腿交疊保持三分鐘，接著換腳，再保持三分鐘。

5. 來到牆邊，進入到以瑜伽枕輔助的靠牆抬腿式，保持這個姿勢十分鐘。

6. 最後以大休息收尾。在你的膝蓋下方墊一個瑜伽枕，並在腹部上放一個沙袋。休息十分鐘。也可以運用瑜伽眼枕來加深放鬆感。

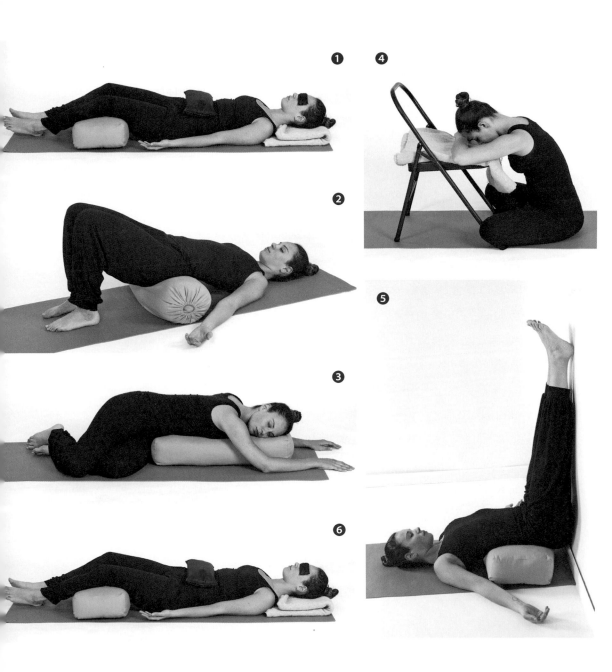

做法

1. 從伸展頸部動作開始，兩側伸展各維持幾個深呼吸，可以的話，時間再加長一些，將你的手臂向地板方向伸展，好讓你的頸部區域完全放鬆。

2. 接著在地板上舒服地坐著，完整練習幾次鼻孔交替呼吸法，結束之後，正常呼吸一到兩分鐘。

3. 接下來，練習勝利呼吸法的第一種方式，進行大約兩分鐘，每次呼吸都盡量將吐氣延長。

4. 來到以瑜伽磚輔助的魚式，維持五分鐘。

5. 接著進行以瑜伽枕輔助的靠牆抬腿式，可以運用瑜伽眼枕來加深放鬆。保持這個姿勢十分鐘。

6. 回到嬰兒式的第一種方式，在背上放一個沙袋，保持這個姿勢十分鐘。

7. 進行以瑜伽枕輔助的鴿式，每側練習五分鐘。

8. 繼續使用瑜伽枕，進行腹部扭轉式，每側保持三分鐘。

9. 接著來到輔助束角式的第四種方式。使用瑜伽眼枕來加深放鬆感。用瑜伽毯將自己包裹住。保持十二分鐘或更久。

10. 最後以俯臥大休息作結。休息十二分鐘。

長序列

練習時間：75 分鐘

所需輔具
- 瑜伽墊
- 兩塊瑜伽磚
- 兩條瑜伽毯（摺成長形、靠頭枕狀及對摺）
- 兩個瑜伽枕
- 沙袋
- 瑜伽眼枕（可省略）

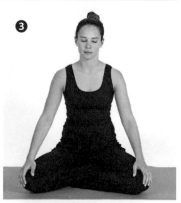

❶

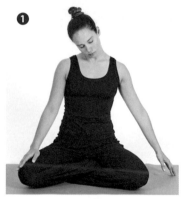

❷

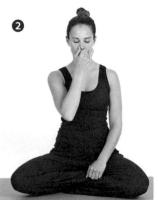

❸

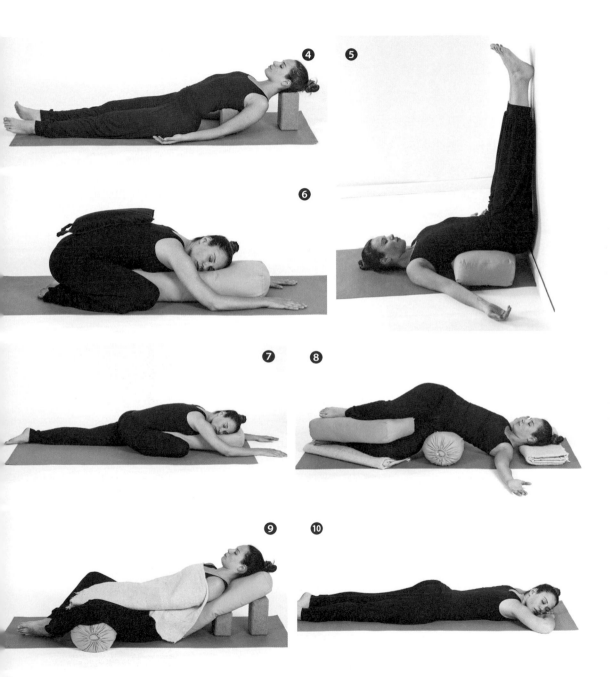

3. 壓力

所需輔具
- 瑜伽墊
- 瑜伽枕
- 兩條瑜伽毯（摺成靠頭枕狀及長形）
- 兩塊瑜伽磚
- 沙袋（可省略）
- 瑜伽眼枕（可省略）

　　我們都需要放鬆。我們的生活總是在高速地前進，我們的工作越來越多，休息的時間越來越少。如果你的生活也是如此，那麼你真的需要多花一些時間來放鬆。如果你經常處於高壓狀態，身體總有一天會受不了。當你的皮質醇水平（壓力荷爾蒙）不斷升高，導致腎上腺過度運作，一旦腎上腺被過度使用，便會引發連鎖反應，最終使你的荷爾蒙、循環系統和神經功能全都失去平衡。幸好，修復瑜伽能為你的健康把關，將練習計畫融入到你忙碌的行程之中，幫助你放鬆，讓神經系統重回正軌。以下的序列著重於運用呼吸法來釋放壓力，並讓你感覺更加踏實。

▌作法

1. 讓自己舒服地坐著或躺下，練習橫膈膜呼吸法，進行大約三分鐘，慢慢地放鬆。

2. 進入到下犬式，將頭放在瑜伽枕上作為輔助。保持這個姿勢三分鐘。

3. 膝蓋著地，來到嬰兒式的第一種方式，頭部轉向其中一側，之後再換到另一側，每側保持五分鐘。

4. 來到以瑜伽枕輔助的靠牆抬腿式。感受身體的壓力慢慢地被釋放，並感受你的背部正受到地面的支撐。

5. 最後來到大休息。也可以在眼睛上覆蓋瑜伽眼枕，以達到更大的放鬆效果。休息至少十分鐘。

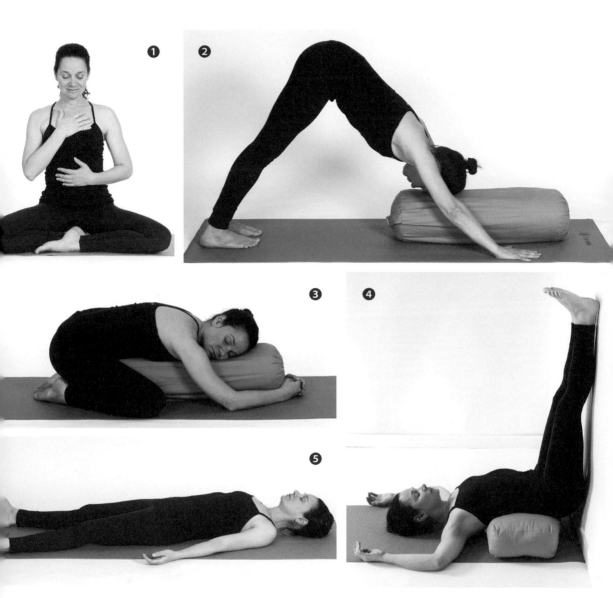

做法

1. 讓自己舒服地坐著或躺下，練習橫膈膜呼吸法，進行大約三分鐘，慢慢地放鬆。

2. 接著來到仰臥手抓腳式，將一條腿打直並向上抬起，然後再往外側打開，最後再倒向另一側，越過身體，每一個動作各一分鐘。然後換另一條腿，重複以上步驟。

3. 進行腹部朝下扭轉，以瑜伽枕輔助。將額頭靠在手上，保持姿勢五分鐘。

4. 回到嬰兒式的第一種方式，將沙袋放在背上。停留在這個姿勢十分鐘。可以將頭部朝向正前方，或是轉向其中一側，將臉頰靠在手上，保持姿勢五分鐘後，再轉向另外一側，也保持五分鐘。專心感受沙袋在你背上的重量。

5. 來到輔助束角式的第四種方式，保持姿勢十分鐘。

6. 再來到仰臥橋式的第二種方式，著重於打開前胸區域。保持姿勢十分鐘。

7. 接著進行靠牆抬腿式，以瑜伽枕輔助。感受身體的壓力慢慢地被釋放，並感受你的背部正受到地面的支撐。保持這個姿勢十分鐘。

8. 最後以大休息作結。可以運用瑜伽眼枕來加深放鬆感，休息十分鐘。

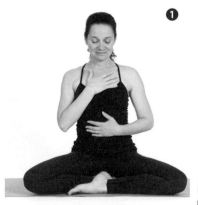
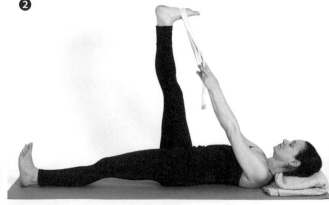

❶ ❷

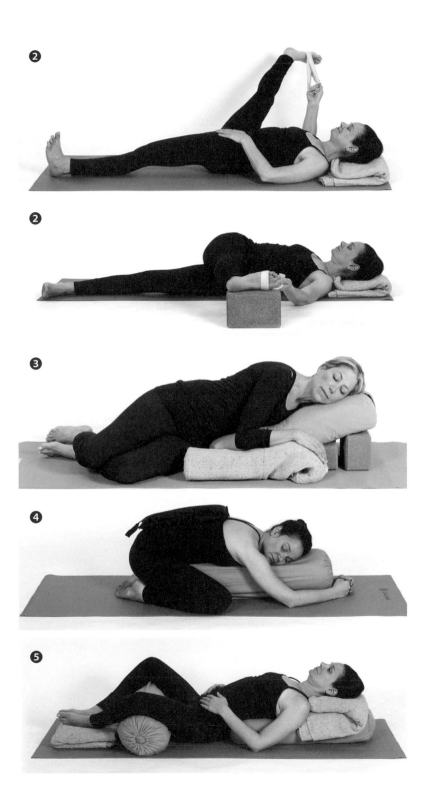

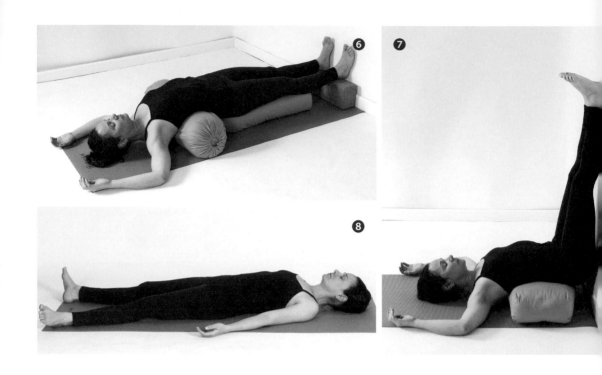

針對消化系統問題的序列

　　人們經常忽略不良姿勢也是造成腸道問題的根源之一。只要將會壓迫到腸道的不良姿勢糾正過來，就可以幫助身體恢復腸道的正常功能。扭轉姿勢特別有助於活絡腹部肌肉，進而促進消化。另外，壓力也是造成腸道問題的原因之一。壓力會蒙蔽我們對身體的感受，因此要多加注意感受自己的身體，就能更好地意識到身體發出的警訊，並對此作出適當的調整。以下序列中的姿勢均有助減輕壓力，並且活絡腹部肌肉以促進消化。

1. 結腸炎、克隆氏症 與腸躁症

短序列

練習時間：35 分鐘

所需輔具
- 瑜伽墊
- 兩個瑜伽枕
- 兩條瑜伽毯（攤開、摺成方形及方形）
- 兩塊瑜伽磚
- 椅子
- 瑜伽眼枕（可省略）

壓力往往是身體發炎的主要原因，如果你正好患有這些疾病症狀，你當然會希望盡可能地減輕身體的發炎。修復瑜伽不僅有助於舒緩壓力，溫和的伸展方式也有助於緩解你因為壓力而引起的發炎症狀。如果你目前處於腹瀉狀態，要避免扭轉動作。

做法

1. 躺下來練習感知呼吸法。專注於你的呼吸，每當有思緒干擾你時，就數一個數字，用來阻止思緒繼續延伸下去。你會發現自己越來越專注，甚至根本數不到十。練習三分鐘。

2. 來到輔助束角式的第二種方式。多加一條瑜伽毯會很有幫助，將毯子蓋在身上，覆蓋著微微的重量會讓人產生放鬆的感覺。保持姿勢大約十分鐘。

3. 接著來到以椅子輔助的肩倒立式，保持十分鐘。從這個姿勢起身時，記得要緩緩往下滑，直到你的下背部放在瑜伽枕上，然後將雙腿放在椅子上，休息一分鐘。

4. 以靠椅抬腿式作為最後的休息姿勢。用兩個瑜伽枕排列成 T 字形，並將腿放在椅子上。也可以將瑜伽毯攤開蓋在身上，並用瑜伽眼枕遮住眼睛。休息一共十二分鐘。

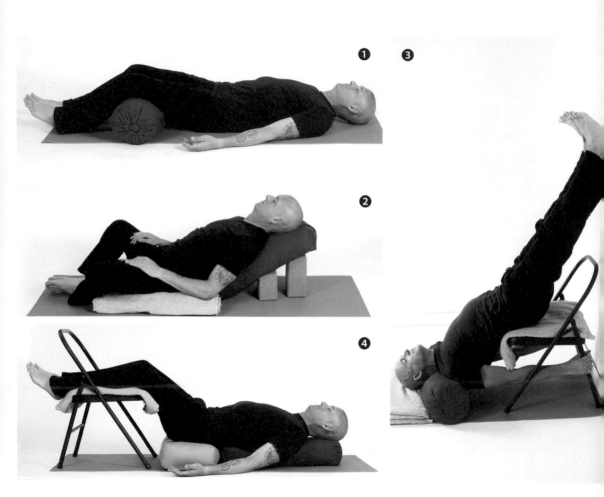

做法

1. 在椅子或地板上舒服地坐下，背部打直。一邊專注於呼吸，一邊進行觀想練習，將你的脊椎想像成一根吸管。練習五分鐘。

2. 躺下來練習抱膝屈腿式，每側練習三分鐘。可以在頭部下方墊一條瑜伽毯。

3. 用伸展帶練習仰臥手抓腳式，將一條腿打直並向上抬起，然後再往外側打開，最後再倒向另一側，越過身體，每一個動作各一分鐘。然後換另一條腿，重複以上步驟。

4. 來到輔助束角式的第二種方式。多加一條瑜伽毯會很有幫助。保持姿勢大約十分鐘。

5. 接著將瑜伽枕置於髖部，腹部朝下。在這個序列練習中，將瑜伽枕從墊在臀部下方改為墊在腹部下方。保持姿勢八分鐘。

6. 然後進行腹部朝下扭轉，以瑜伽枕輔助。若有需要，可以在下腹部位置墊一條摺成長形的瑜伽毯。每側停留四分鐘。

7. 回到嬰兒式的第一種方式。身體往前彎之前，在下腹部墊一條摺成長形的瑜伽毯。若有需要，額頭下方也可以墊一條瑜伽毯，為鼻子留出一點空間，好讓你就算呈現低頭姿勢也能順暢地呼吸。保持姿勢十分鐘。

8. 來到以椅子輔助的肩倒立式，保持姿勢三分鐘。

9. 以靠椅抬腿式作為最後的休息姿勢。用兩個瑜伽枕排列成 T 字形，墊在背部與髖部下方，並將腿放在椅子上。盡量休息至少十五分鐘。若有需要，瑜伽眼枕是加深放鬆感非常好的輔具，可以用它遮住眼睛。

長序列

練習時間：75 分鐘

所需輔具

- 瑜伽墊
- 伸展帶
- 兩個瑜伽枕
- 兩條瑜伽毯（摺成長形、方形及攤開）
- 兩塊瑜伽磚
- 椅子
- 瑜伽眼枕（可省略）

❶

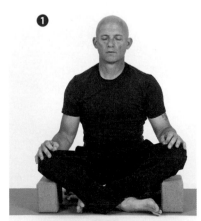

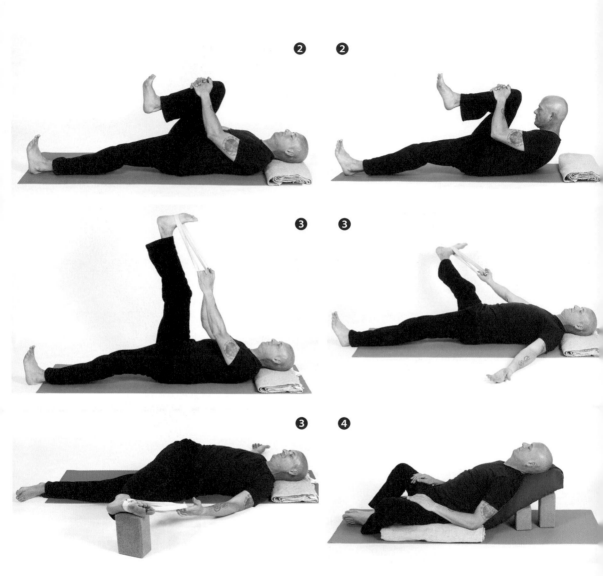

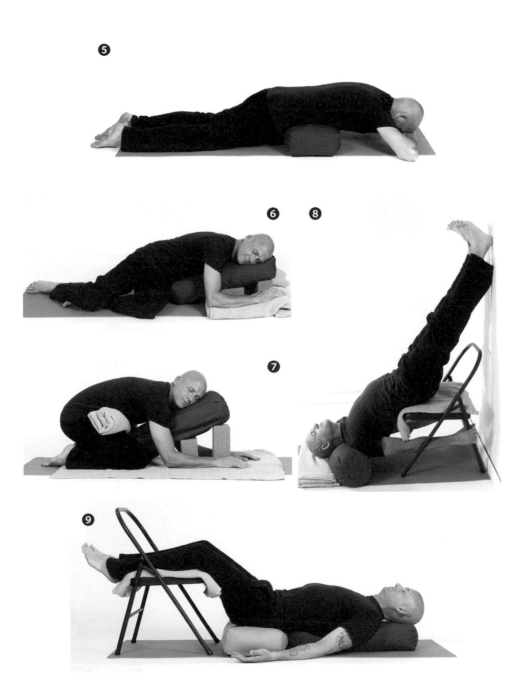

2. 便秘

在阿育吠陀觀念中，腸道功能是由體內的「下行氣」（apana）所掌管。若體質狀態偏向「風型」（Vata，也就是空氣元素），腸道也較容易出現問題，在這個步調快速的現代社會中，風型是十分常見的體質。風型體質的人，結腸粘膜經常特別乾燥，進而導致了便秘問題。以下的修復瑜伽序列重新活絡與便秘問題有關的肌肉，更有助於體內空氣元素的平衡。

短序列

練習時間：40 分鐘

所需輔具

- 瑜伽墊
- 椅子
- 兩條瑜伽毯（捲成長捲、摺成長形及攤開）
- 兩個瑜伽枕
- 兩塊瑜伽磚
- 伸展帶
- 瑜伽眼枕（可省略）

▍做法

1. 一開始就先大休息，將瑜伽毯捲成長捲墊在膝蓋下方。先休息三分鐘。

2. 繼續保持躺姿，進入到抱膝屈腿式，每側練習三次。

3. 來到嬰兒式的第一種方式，先在腹部與大腿間墊一條摺成長形的瑜伽毯，再向前彎。保持姿勢八分鐘。

4. 來到以椅子輔助的肩倒立式，保持這個姿勢五分鐘。從這個姿勢起身時，記得要緩緩往下滑，直到下背部放在瑜伽枕上，尾椎骨朝向地板，然後將雙腿放在椅子上，休息一分鐘。

5. 接著來到腹部扭轉式，先從左側開始扭轉，保持在左側兩分鐘，然後換到右側，再保持兩分鐘。

6. 用伸展帶來支撐你的雙腿，進行輔助束角式的第三種方式。保持在這個姿勢中八分鐘。

7. 最後，身體轉向左側，進行側臥大休息。可以在身上蓋一條攤開的瑜伽毯。休息十分鐘或更久。

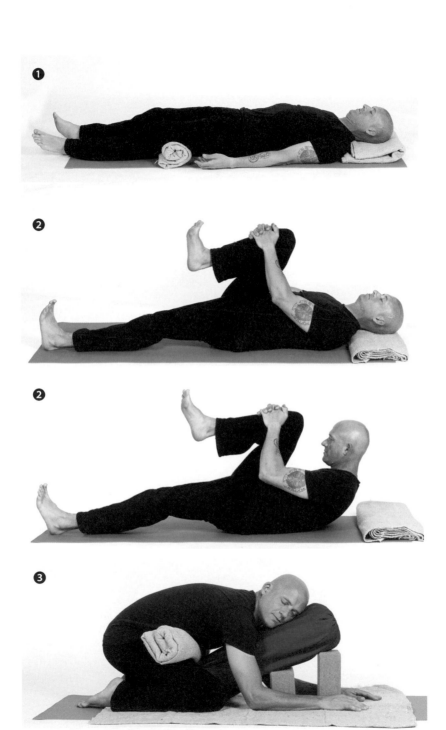

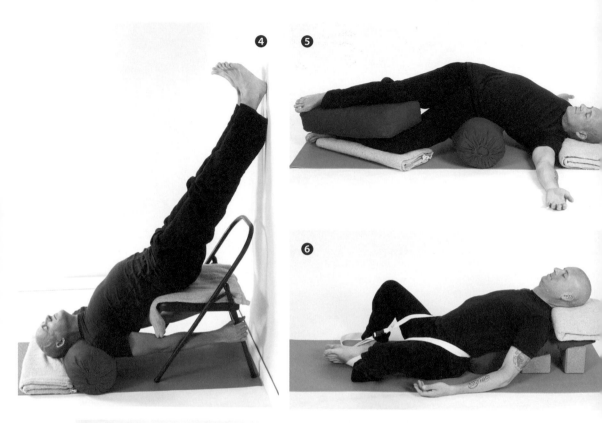

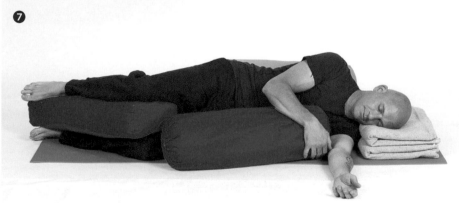

做法

1. 先來到抱膝屈腿式，每側練習三次。

2. 接著坐起身來，進行坐姿扭轉的第二種方式。每側練習三次。

3. 以上兩個動作都是暖身，接下來，可以來到嬰兒式的第一種方式。將一條摺成長形的瑜伽毯墊在你的下腹部，然後身體再往前彎。保持這個姿勢十分鐘。

4. 接下來，進入以椅子輔助的肩倒立式。試著保持在這個姿勢中十分鐘。從這個姿勢起身時，記得要緩緩往下滑，直到下背部放在瑜伽枕上，尾椎骨朝向地板，然後將雙腿放在椅子上，休息三分鐘。

5. 然後來到輔助束角式的第三種方式，試著保持姿勢至少十分鐘。

6. 接著進行剪刀腳腹部朝下扭轉動作，每側保持三分鐘。開始之前記得先在臀部下方墊一個瑜伽枕。

7. 最後大休息十五分鐘或更久。這個序列裡的大休息，要在膝蓋下方墊一個瑜伽枕，並將伸展帶綁在膝蓋上方大腿的位置，並加上一個瑜伽眼枕來放鬆。

長序列

練習時間：1 小時

所需輔具

- 瑜伽墊
- 椅子
- 兩條瑜伽毯（摺成長形及方形）
- 兩個瑜伽枕
- 兩塊瑜伽磚
- 伸展帶
- 瑜伽眼枕（可省略）

❶

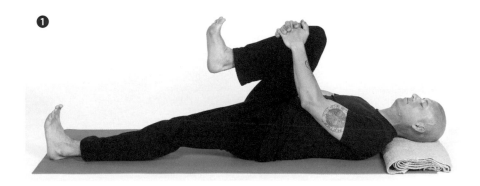

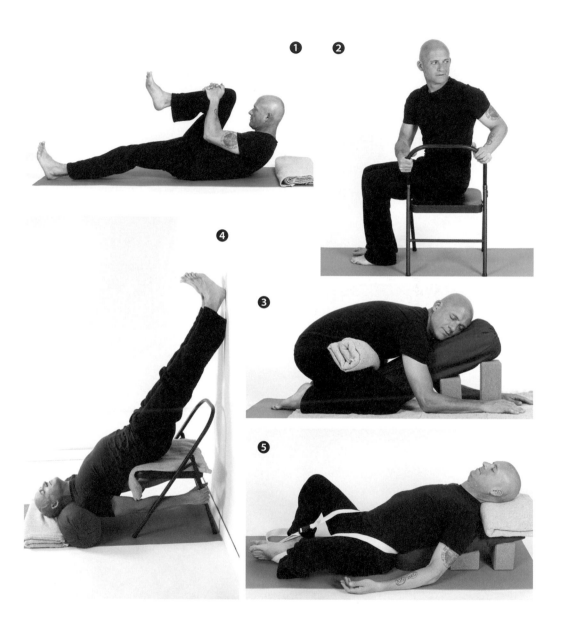

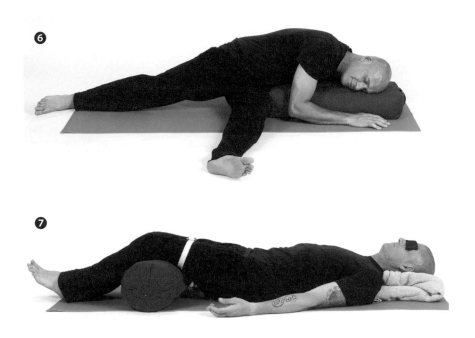

針對神經系統失調的序列

　　神經系統若受到病毒的侵犯，不僅會影響到你的肢體動作，還會影響到你的大腦功能。以下的修復瑜伽序列，能為控制大腦和肌肉的神經元帶來許多有效的益處。放鬆訓練和靜心冥想也都能幫助你紓解神經系統失調的問題。

1. 高血壓

高血壓經常是中風的原因之一，而目前已經有研究證明瑜伽能幫助降低血壓。瑜伽還可以減少血栓發生的機率。假如你患有輕微中風，修復瑜伽也可幫助你恢復正常的生活。此外，也有研究證明瑜伽有助於重建可能大腦中已經消失或受損的突觸，幫助患者重新活動起來或重新訓練大腦運作。

所需輔具
- 瑜伽墊
- 兩條瑜伽毯（摺成靠頭枕狀及長形）
- 兩個瑜伽枕
- 兩塊瑜伽磚
- 伸展帶
- 瑜伽頭巾

▎做法

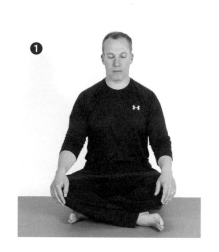

❶

1. 舒服地坐好，背打直。從練習觀想開始，將你的脊椎想像成一根吸管，練習四分鐘。接著練習勝利呼吸法的第二種方式。專注呼吸，盡量延長吐氣，練習兩分鐘。

2. 運用伸展帶來進行仰臥手抓腳式。將一條腿打直並向上抬起，然後再往外側打開，最後再倒向另一側，越過身體，每一個動作各一分鐘。然後換另一條腿，重複以上步驟。

3. 接著進行坐姿扭轉的第一種方式，每側進行三次吸吐。

4. 進入到輔助束角式的第五種方式，保持姿勢八分鐘。

5. 最後來到大休息，用瑜伽頭巾綁住頭部，休息十分鐘。
   頭巾的綁法如下：先將頭巾的一端固定在頭部的其中一側，然後沿著頭部繞一圈，由下往上繞，確保頭巾蓋住眼睛及額頭，最後打個結。頭部下方再墊一條摺成靠頭枕狀的瑜伽毯，以支撐你的頭部。

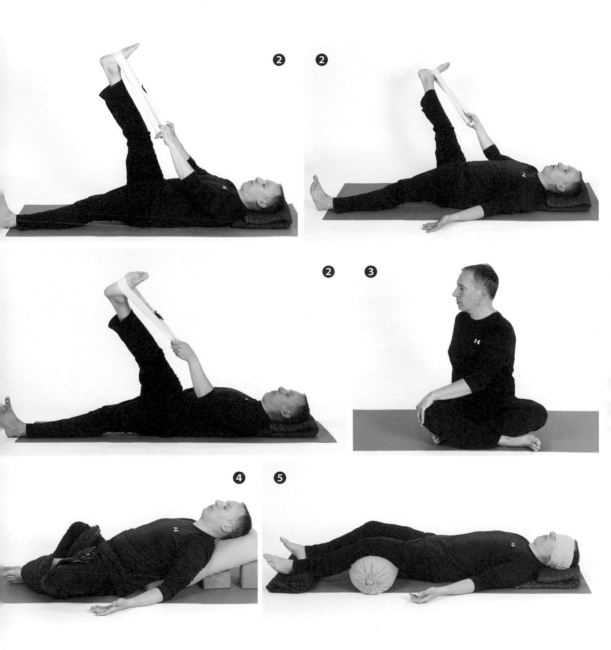

▌做法

1. 練習勝利呼吸法的第二種方式。專注呼吸，盡量延長吐氣。

2. 保持坐姿，並開始伸展肩膀，此姿勢的每種方式都練習三次。

3. 再來練習以瑜伽磚輔助的魚式。瑜伽磚的組合可以是一個較矮的與一個中高度的，或者是一個中高度與一個高的。保持這個姿勢六分鐘。專注於深呼吸。

4. 翻身轉向側面，花時間調整一下，然後用瑜伽磚將瑜伽枕撐起一個傾斜的角度，用來進行扇式。呈現扇式坐姿，將身體靠在面前傾斜的瑜伽枕上。如果你的身體因太過緊繃而無法前彎，可以多加幾個瑜伽枕或摺好的瑜伽毯。保持這個姿勢八分鐘。

5. 接著來到以瑜伽枕輔助的腹部朝下扭轉，每側練習三分鐘。

6. 然後進行靠牆抬腿式，保持這個姿勢十分鐘。

7. 最後來到大休息，用瑜伽頭巾綁住頭部，休息十五分鐘。

   頭巾的綁法如下：先將頭巾的一端固定在頭部的其中一側，然後沿著頭部繞一圈，由下往上繞，確保頭巾蓋住眼睛及額頭，最後打個結。頭部下方再墊一條摺成靠頭枕狀的瑜伽毯，以支撐你的頭部。

長序列

練習時間：1 小時

所需輔具

- 瑜伽墊
- 兩條瑜伽毯（摺成靠頭枕狀及長形）
- 兩個瑜伽枕
- 兩塊瑜伽磚
- 伸展帶
- 瑜伽頭巾

❶

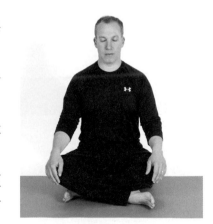

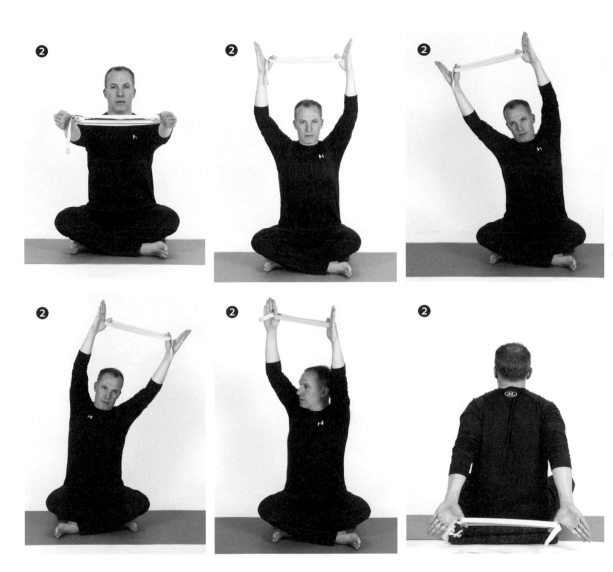

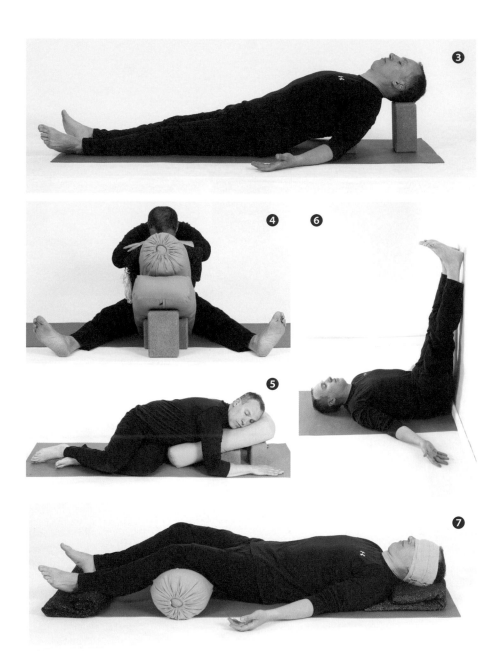

2. 阿茲海默症及老年癡呆

短序列

練習時間：30分鐘

所需輔具
- 瑜伽墊
- 椅子
- 瑜伽枕
- 兩條瑜伽毯（摺成方形及長形）
- 瑜伽眼枕（可省略）

　　現在已經有越來越多的研究證明，瑜伽和冥想對阿茲海默症和老年癡呆症很有幫助。控制壓力與定期鍛鍊有助於預防和減緩阿茲海默症和老年癡呆症惡化，而修復瑜伽正好可以提供這兩種幫助。我們的大腦是在睡眠期間清理毒素的。修復瑜伽的功效與睡眠所能帶來的益處十分相似，以下的序列便是透過仿擬睡眠效果的練習來幫助患者。

做法

1. 在地板上舒服地坐下，開始練習感知呼吸法兩分鐘。

2. 接著進行面牆下犬式，保持這個姿勢兩分鐘。

3. 然後來到以椅子輔助的肩倒立式，保持姿勢六分鐘。從這個姿勢起身時，記得要緩緩往下滑，直到下背部放在瑜伽枕上，接著將雙腿放在椅子上，然後休息八分鐘。

4. 最後躺下來，進行大休息十分鐘。也可以使用瑜伽眼枕來加深放鬆感。

❶

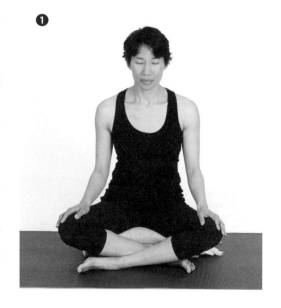

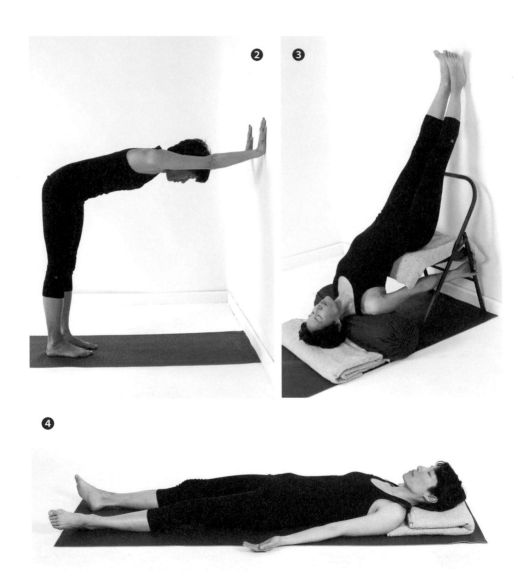

做法

1. 從練習勝利呼吸法的第一種方式開始，用來當作暖身。練習兩分鐘。

2. 接著進行以椅子輔助的前彎，練習第一種方式。右腿在前，雙腿交疊四分鐘，再換成左腿在前。

3. 來到仰臥橋式的第一種方式，上面的瑜伽枕要橫向放置。保持這個姿勢十分鐘。

4. 再回到椅子旁邊，練習以椅子輔助的肩倒立式，保持這個姿勢六分鐘。從這個姿勢起身時，記得要緩緩往下滑，直到下背部放在瑜伽枕上，接著將雙腿放在椅子上，然後休息八分鐘。

5. 接著來到以瑜伽枕輔助的靠牆抬腿式，保持這個姿勢十分鐘。

6. 最後以大休息作結，休息十二分鐘。也可以使用瑜伽眼枕來加深放鬆感。

長序列

練習時間：1 小時

所需輔具
- 瑜伽墊
- 椅子
- 瑜伽枕
- 兩條瑜伽毯（摺成方形及長形）
- 瑜伽眼枕（可省略）

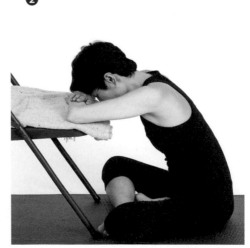

❶　❷

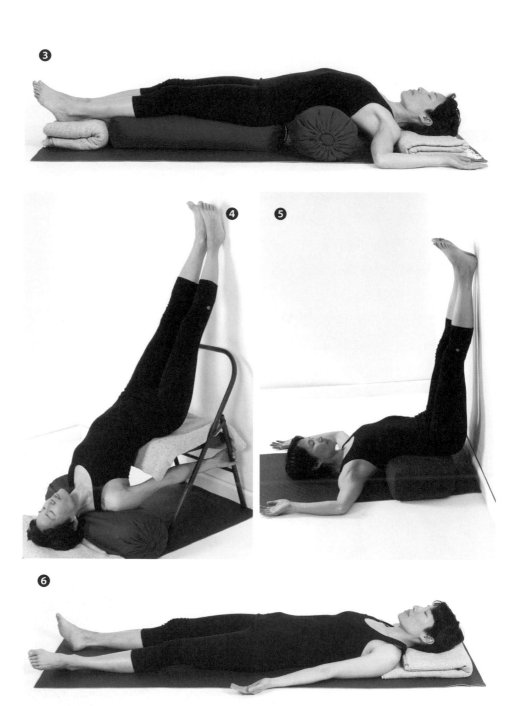

3. 帕金森氏症

短序列

練習時間：40 分鐘

所需輔具
- 瑜伽墊
- 兩張椅子
- 瑜伽枕
- 兩塊瑜伽磚
- 兩條瑜伽毯（摺成長形及靠頭枕狀、捲成長捲）
- 瑜伽眼枕（可省略）

　　每位帕金森氏症患者的症狀都不太一樣，修復瑜伽能幫助大多數帕金森氏症患者將症狀控制在可忍受的範圍，但任何類型的瑜伽都無法從根本上讓症狀完全消失。修復瑜伽可以增加患者肢體的靈活度和身體可運動的區域，也可以增強身體的姿勢和改善血液循環，並幫助帕金森氏症患者感覺更加積極，也感受到更少疲勞。以下的序列中包含了橫膈膜呼吸法，這種呼吸法對帕金森氏症患者特別有幫助，它能促進血液的氧化作用，也能促進血液流向整個身體，進而紓解患者的疲勞反應。練習以下序列中的姿勢時，都要特別專注於你的呼吸。

▌做法

1. 讓自己舒服地坐著或躺下，練習橫膈膜呼吸法，進行大約三分鐘。
2. 來到坐姿扭轉的第一種方式。持續加深你的吸吐，每側練習三次。
3. 來到嬰兒式的第二種方式，保持這個姿勢十分鐘。
4. 來到地板上，進入「利用瑜伽毯伸展三個部位」的練習，每一個部位都練習兩分鐘。
5. 進入以瑜伽磚輔助的魚式。保持這個姿勢一分鐘。
6. 身體呈現側臥，將瑜伽磚移開，然後來到大休息。休息十二分鐘。也可以使用瑜伽眼枕來加深放鬆感。

❶

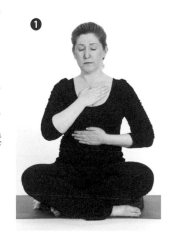

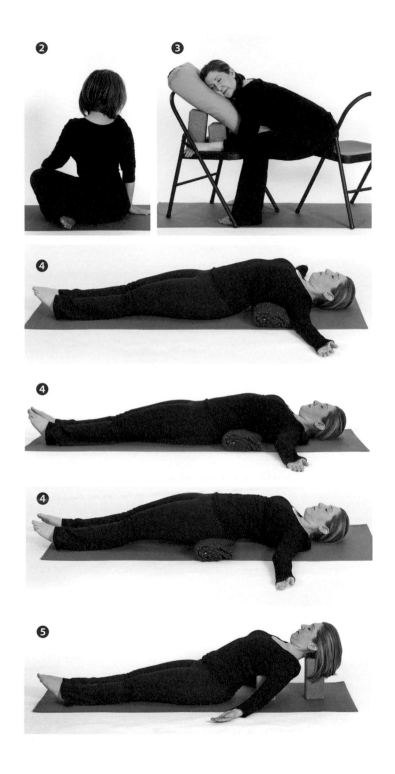

做法

1. 讓自己舒服地坐著或躺下，練習橫膈膜呼吸法，進行大約五分鐘。

2. 進行腹部扭轉式，每側練習三分鐘。

3. 接著進行側邊伸展，用一個瑜伽枕來輔助。專注於深呼吸，每側保持四分鐘。

4. 然後來到嬰兒式的的第二種方式，保持這個姿勢十分鐘。

5. 來到地板上，進入十字枕式，保持這個姿勢六分鐘。

6. 然後進入到靠椅抬腿式，保持姿勢十分鐘。

7. 最後大休息十五分鐘。也可以使用瑜伽眼枕來加深放鬆感。

長序列

練習時間：1小時

所需輔具
- 瑜伽墊
- 椅子
- 兩個瑜伽枕
- 兩塊瑜伽磚
- 兩條瑜伽毯（摺成長形及方形）
- 瑜伽眼枕（可省略）

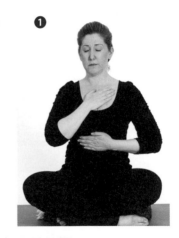

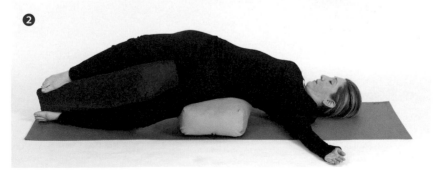

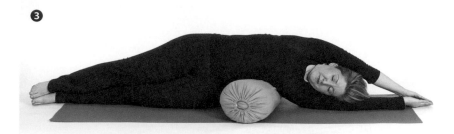

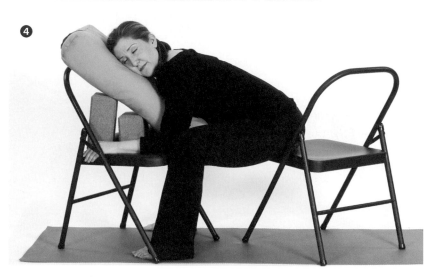

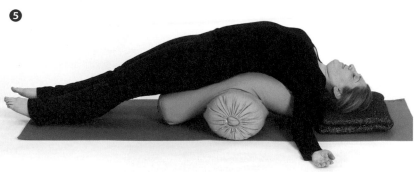

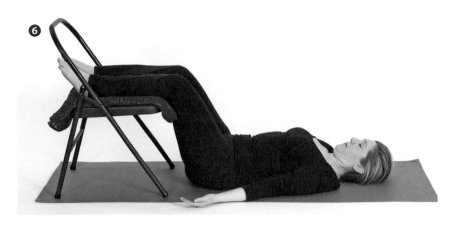

❻

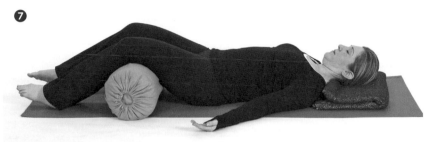

❼

針對女性生理問題的序列

　　女性的更年期往往會引起身體不適和情緒低落，而懷孕的女性們更承受了各式各樣的不適和限制。正在經歷這兩種階段的女性們，更應該嘗試修復瑜伽。修復瑜伽的練習可以調節荷爾蒙的不平衡，尤其是透過以下序列的編排，將對你的身心大有幫助。這是一個非常平靜的練習，可以幫助女性在這些充滿挑戰的時期，找回對自己身心的主導權。好好地練習，並且享受在其中吧！

1. 更年期

所需輔具
- 瑜伽墊
- 兩塊瑜伽磚
- 瑜伽枕
- 兩條瑜伽毯（摺成長形及方形）
- 瑜伽眼枕（可省略）

更年期是女性生命中一個非常艱難的時期。可能會出現體重增加、情緒起伏不定、健忘、盜汗、燥熱種種症狀，而且會讓女性們自我厭惡。幸好，修復瑜伽可以幫助更年期的女性讓身體降溫，當你感到越輕鬆，體溫就會慢慢下降。此外，修復瑜伽還可以平息你神經系統的躁動。瑜伽真的可以完全紓解更年期的許多症狀，也有越來越多女性發現，瑜伽正是她們更年期期間所需要的運動。

▌做法

1. 舒服地坐下來練習清涼呼吸法，讓你的身體降溫並集中精神，練習一分鐘。

2. 接著伸展肩膀，練習三次，讓上半身放鬆。

3. 接著躺下來進行簡單的橋式，將瑜伽磚墊在臀部下方作為輔助。保持這個姿勢五分鐘。接下來腳掌對著腳掌併攏，膝蓋往兩側打開，保持這個姿勢一分鐘，然後併攏雙腿，再抬起臀部，將瑜伽磚移開。平躺在地上休息三分鐘。

4. 現在進行仰臥英雄式的第二種方式，需要的話可以任意增添輔具。保持這個姿勢六分鐘。

5. 來到扇式，練習四分鐘。

6. 最後大休息十二分鐘。也可以使用瑜伽眼枕來加深放鬆感。

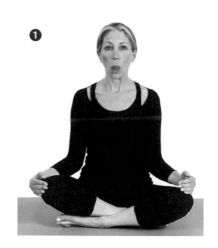

❶

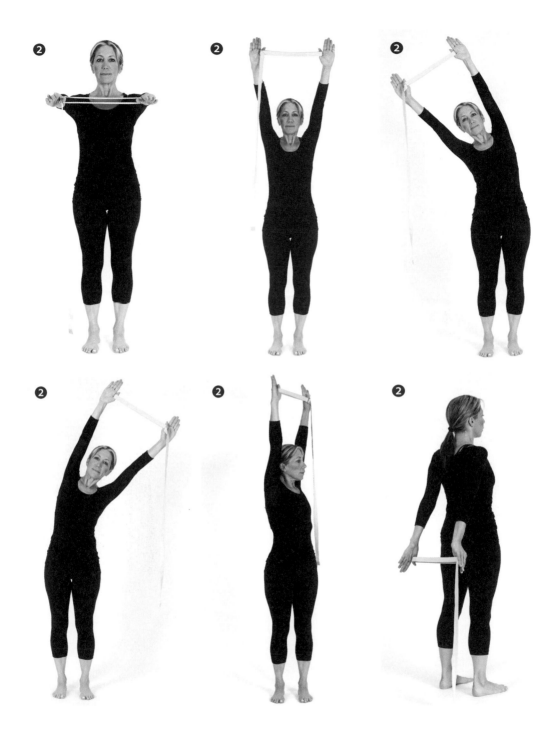

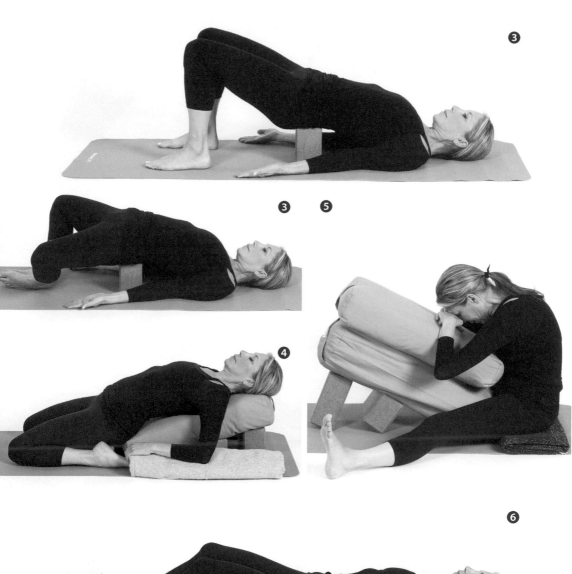

❸

❸ ❺

❹

❻

做法

1. 舒服地坐下來練習清涼呼吸法，讓你的身體降溫並集中精神，練習一分鐘。

2. 來到牆邊進行以瑜伽枕輔助的靠牆抬腿式。保持這個姿勢十分鐘。

3. 然後進行以瑜伽枕輔助的腹部朝下扭轉，每側練習三分鐘。

4. 盡快到輔助束角式的第五種方式，保持姿勢十二分鐘。

5. 來到嬰兒式的第一種方式。將頭轉向一邊，停留五分鐘，然後轉向另一邊，再停留五分鐘，一共十分鐘。

6. 最後大休息十五分鐘。也可以使用瑜伽眼枕來加深放鬆感。

長序列

練習時間： 1 小時

所需輔具
- 瑜伽墊
- 瑜伽枕
- 兩塊瑜伽磚
- 兩條瑜伽毯（摺成長形及靠頭枕狀）
- 瑜伽眼枕（可省略）

❷

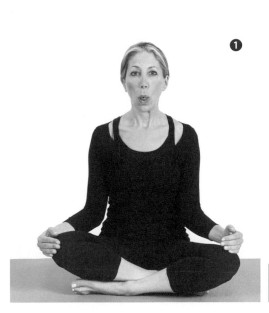

❶

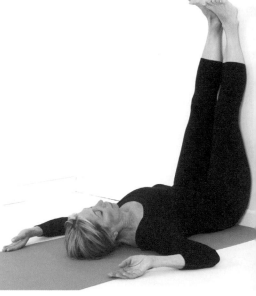

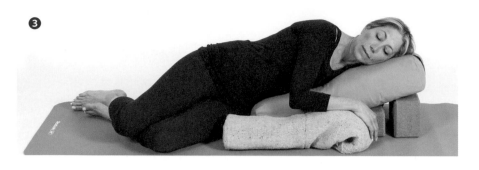

❸

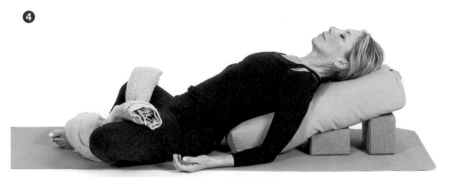

❹

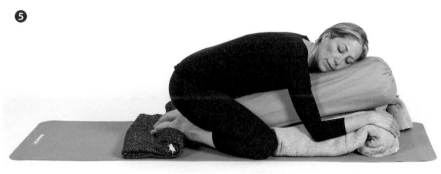

❺

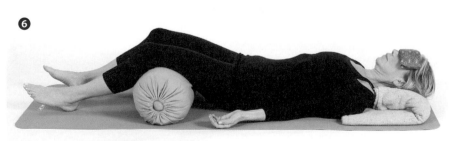

❻

2. 孕期

短序列

練習時間：30 分鐘

所需輔具
- 瑜伽墊
- 椅子
- 兩個瑜伽枕
- 兩塊瑜伽磚
- 兩條瑜伽毯（摺成方形及長形）

　　修復瑜伽能為孕婦帶來許多幫助。懷孕的女性當然是可以練習瑜伽的，但是生產的前三個月左右，也就是懷孕超過六個月時，許多動作和姿勢都會變得更加不便，導致練習困難。無論你目前懷孕幾個月，都不建議你練習動態瑜伽中的扭轉和倒立姿勢。但幸好修復瑜伽非常溫和，很適合懷孕的女性練習，而且也會對身心帶來許多益處，包含減少懷孕不適的症狀，並且創造懷孕期間的健康。更何況它是一種運用各式輔具支撐的瑜伽，讓懷孕的女性能在輕鬆的狀態下練習，並感受它帶來的好處。以下的序列專門為懷孕的女性設計，無論孕期第幾個月都可以練習。手邊多準備一些輔具，以便你需要支撐時隨時可以取得它們。

▌做法

1. 來到牆邊，進行面牆下犬式，保持這個姿勢兩分鐘。
2. 繼續待在牆邊，進行面牆半三角前彎式，先保持姿勢一分鐘，接著換腳，再保持姿勢一分鐘。
3. 接著來到以椅子輔助的前彎姿勢，以第一種方式練習。保持姿勢三分鐘，換腳之後再保持三分鐘。
4. 來到地板上，進行輔助束角式的第四種方式。保持這個姿勢十分鐘。
5. 最後身體翻向左側，來到側臥大休息姿勢，休息十分鐘。隨時增添輔具，讓自己感到舒適。

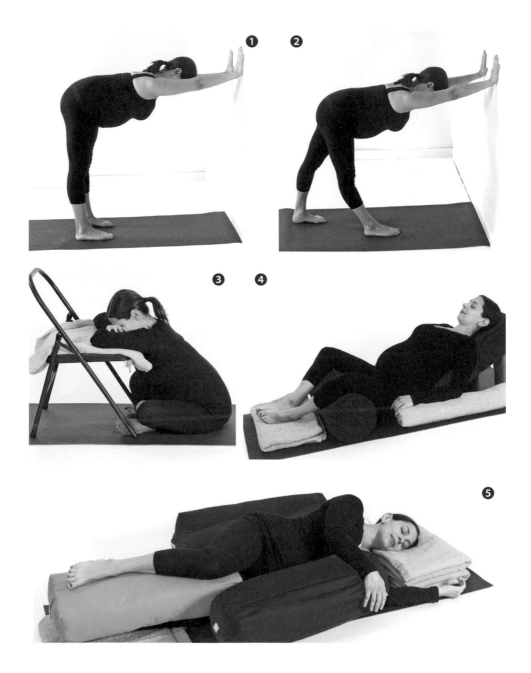

做法

1. 先集中一下注意力，專注於你的呼吸，將手放在肚子上。你可以練習感知呼吸法，或者是單純專注於呼吸即可。

2. 來到牆邊，進行面牆下犬式，保持這個姿勢兩分鐘。

3. 繼續待在牆邊，進行面牆半三角前彎式，先保持姿勢一分鐘，接著換腳，再保持姿勢一分鐘。

4. 接著來到以瑜伽枕輔助的腹部朝下扭轉，每側保持三分鐘。

5. 然後來到以瑜伽枕輔助的靠牆抬腿式 (a)，或者以雙椅輔助的船式 (b)。如果你想進行以瑜伽枕輔助的靠牆抬腿式，在牆邊斜放一個瑜伽枕，然後利用傾斜的瑜伽枕來支撐你的雙腿，再靠在牆上。保持你選擇的姿勢十分鐘。

6. 來到嬰兒式的第一種方式。停留在這個姿勢十分鐘。

7. 接著來到輔助束角式的第四種方式，停留十分鐘。

8. 最後身體翻向左側，來到側臥大休息姿勢，休息十分鐘。隨時增添輔具，讓自己感到舒適。

長序列

練習時間：1 小時

所需輔具
- 瑜伽墊
- 兩個瑜伽枕
- 四條瑜伽毯（摺成方形、靠頭枕狀及小方形）
- 二到四塊瑜伽磚

瑜伽知識

孕婦練習瑜伽時，不建議進行以下動作：
- 懷孕超過三個月不要朝右邊側躺或俯臥。
- 懷孕超過三個月不要平躺。
- 避免過度伸展。
- 在練習任何一種呼吸法時，都要避免憋氣。

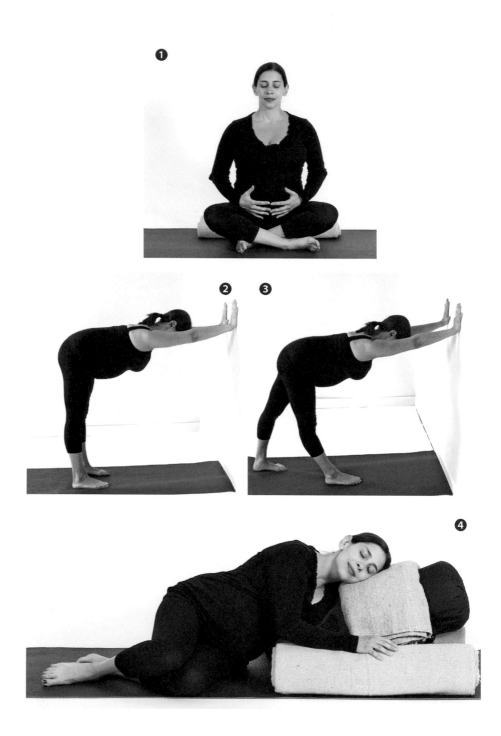

5 a

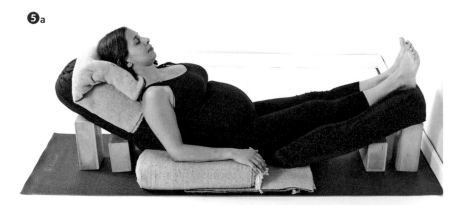

5 b

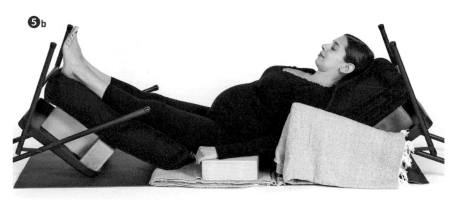

6

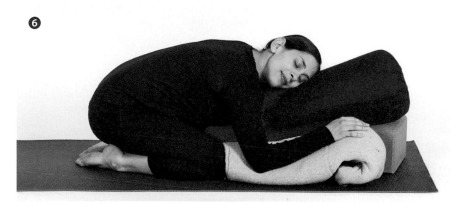

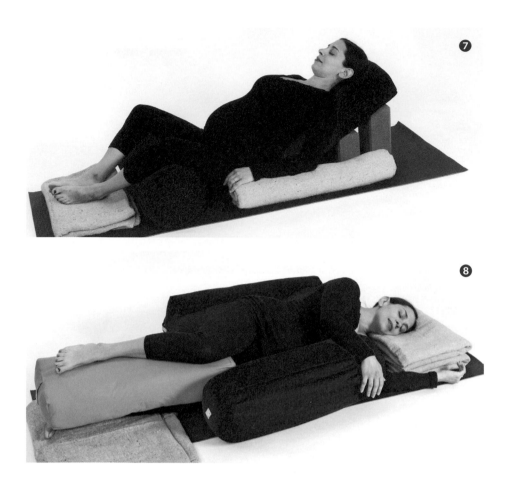

針對其他健康問題的序列

當身體機制失去和諧時，人就會生病。無論你是失眠或是患上癌症，只要身體沒有放鬆，各種症狀就會浮現。以下的修復瑜伽序列不僅有助於舒緩這些疾病症狀，也可以緩解並預防其他常見的健康問題。

1. 失眠

你是否常常難以入睡或容易半夜醒來？生活中有各式各樣導致失眠的原因，包括慢性疼痛、更年期、憂鬱、焦慮、胃灼熱等等。但即使致使失眠的原因百百種，但根本原因其實都一樣是壓力引發神經系統過度刺激。修復瑜伽可說是一種完美的「失眠解毒劑」，它可以幫助你舒緩放鬆神經系統，進而讓身體感到寧靜。以下的序列著重於透過呼吸法引導你的身體，然後當你完全放鬆躺在地板上時，運用沙袋的重量來製造安全感與平靜感。如果序列中有任何一個姿勢對你來說太過刺激，練習時就將該姿勢從序列中刪除即可。

短序列

練習時間：30 分鐘

所需輔具
- 瑜伽墊
- 瑜伽枕
- 沙袋
- 瑜伽毯（摺成長形，可省略）
- 瑜伽眼枕（可省略）

做法

1. 先從勝利呼吸法的第一種方式開始，讓大腦運轉的速度漸漸放慢下來。要記得這是一種「很大聲」的呼吸方式，透過收縮喉嚨的方式讓自己能聽見自己呼吸的聲音。練習兩分鐘。

2. 接著來到下犬式，將瑜伽枕放在地上，用來支撐頭部。保持這個姿勢兩分鐘。

3. 然後進行側邊伸展。保持這個姿勢三分鐘，讓你的身體在瑜伽枕上澈底放鬆，用靠近地板的那支手臂當作枕頭，將你的頭部靠在手臂上。

4. 接著將瑜伽枕置於髖部，腹部朝下。讓你的腹部靠在瑜伽枕上澈底放鬆，保持姿勢三分鐘。

5. 身體往後坐，呈現嬰兒式的第一種方式。將一個沙袋放在你的背上。在這個姿勢中放鬆七分鐘，感受沙袋在你背上的重量。

6. 最後來到大休息。將沙袋放在你的胸口位置，讓沙袋的重量紓解你身上
   所剩的壓力。休息十分鐘。也可以使用瑜伽眼枕來加深放鬆感。

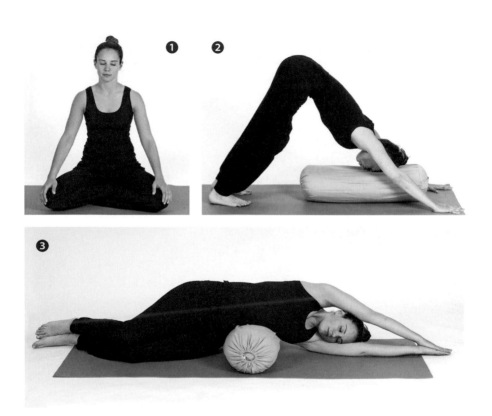

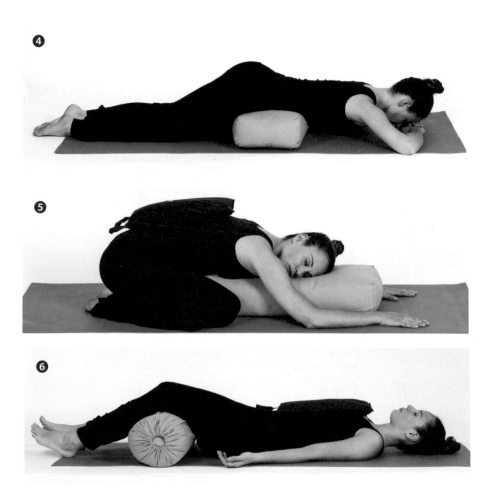

做法

1. 用勝利呼吸法的第二種方式調整一下你的呼吸，吐氣要盡量延長。

2. 接著來到下犬式，將瑜伽枕放在地上，用來支撐頭部。保持這個姿勢兩分鐘。

3. 身體往後坐，呈現嬰兒式的第一種方式。保持這個姿勢八分鐘。

4. 接著爬起來，進行以椅子輔助的前彎姿勢，用它的第一種方式練習。可以隨時增添輔具來支撐你的臀部和腿，避免膝蓋及髖部出現任何不適。保持這個姿勢四分鐘，換腳後再保持四分鐘。總共八分鐘。

5. 躺在瑜伽枕上，進行輔助束角式的第一種方式。若有需要，可以將一條摺成靠頭枕狀的瑜伽毯放在瑜伽枕的最頂端，用來支撐你的頭部，另外用一些瑜伽磚來支撐你的大腿。保持這個姿勢十二分鐘。

6. 然後來到靠牆抬腿式，將一個沙袋放在你的腳掌上。保持這個姿勢十分鐘。

7. 最後來到側臥大休息姿勢，隨時增添輔具，讓自己感到舒適。休息十五分鐘。

長序列

練習時間：1 小時

所需輔具

- 瑜伽墊
- 瑜伽枕
- 兩塊瑜伽磚
- 沙袋
- 瑜伽毯（摺成靠頭枕狀或長形，可省略）
- 瑜伽眼枕（可省略）

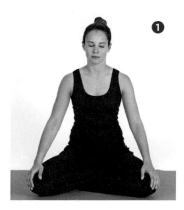 ❶
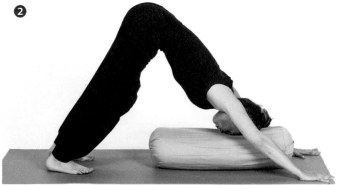 ❷

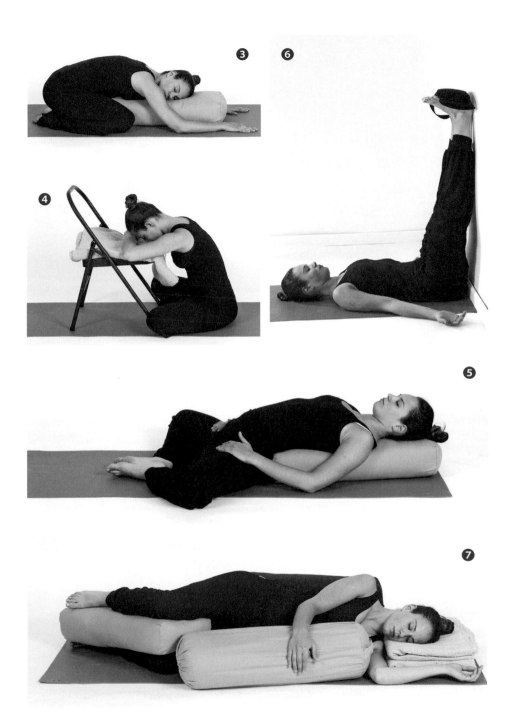

❸ ❹ ❺ ❻ ❼

2. 頭痛

頭痛可能是由頸部和頭部肌肉僵硬所引起的，也可能是因為過敏、鼻竇炎、感冒，還有成千上百種引發頭痛的原因。但頭痛真正的主因都是因為頭部承受了壓力，而修復瑜伽最有幫助的地方正是紓解壓力。把你的頸部肌肉想像成一支鉗子，如果鉗子緊緊夾住，血液就會無法順暢地流向大腦。但只要你放鬆頸部和所有支撐頸部的肌肉，你就可以鬆開這支鉗子。以下的序列中包含了許多姿勢和呼吸法，都可以幫助你釋放身體的緊張感，進而緩解頭痛。

所需輔具
- 瑜伽墊
- 瑜伽枕
- 兩塊瑜伽磚
- 兩條瑜伽毯（捲成長捲）
- 瑜伽頭巾

▌做法

1. 從伸展頸部動作開始，兩側伸展各維持幾個深呼吸，可以的話，時間再加長一些，將你的手臂向地板方向伸展，好讓你的頸部區域完全放鬆。

2. 接下來伸展肩膀，停留個幾分鐘。

3. 然後來到地上進行魚式，同時運用瑜伽磚和瑜伽枕來支撐自己。在頭部綁上瑜伽頭巾，然後保持姿勢十分鐘。

4. 接著換成輔助束角式的第一種方式。如果你感覺伸展過度，就將瑜伽磚或瑜伽毯墊在腿部下方用來支撐。保持姿勢四分鐘。

5. 然後來到大休息的姿勢，並將瑜伽枕墊在膝蓋下方。進行雲朵的觀想十分鐘，你會發現你的思慮變得越來越平靜。

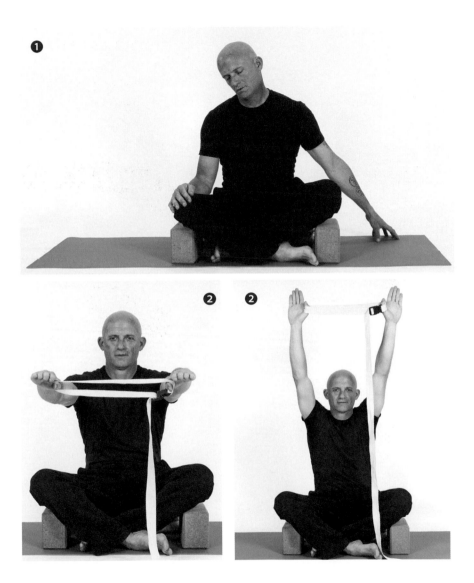

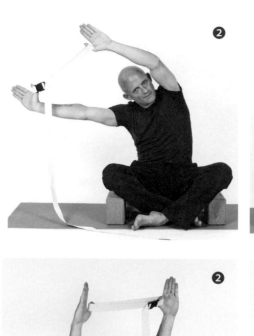

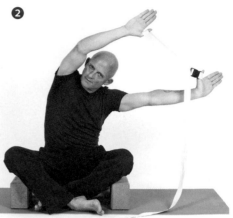

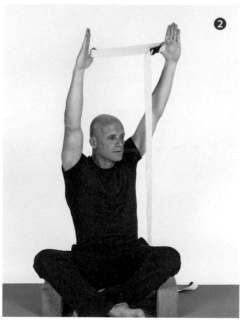

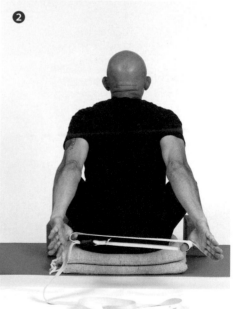

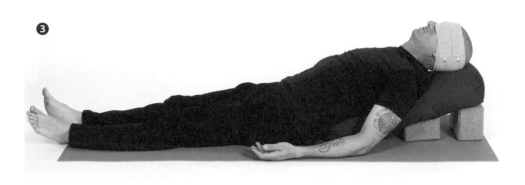

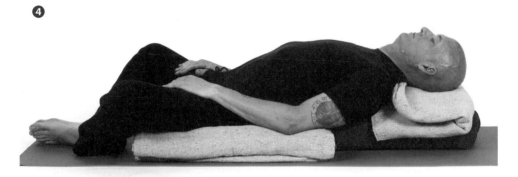

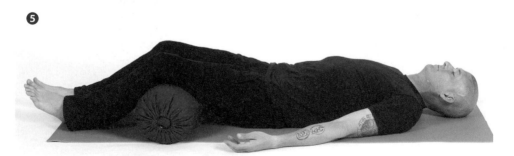

▌做法

1. 從伸展頸部動作開始，兩側伸展各維持幾個深呼吸，可以的話，時間再加長一些，將你的手臂向地板方向伸展，好讓你的頸部區域完全放鬆。

2. 接下來伸展肩膀，停留個幾分鐘。

3. 然後舒服地在地板上坐下來，練習停頓呼吸法。專注於你的呼吸，吐氣之後先暫停一下下。練習三分鐘。

4. 接著來到以瑜伽枕輔助的靠牆抬腿式。至少保持姿勢十分鐘。

5. 身體翻向側面，調整一下之後，進入以椅子輔助的肩倒立式。保持這個姿勢六分鐘，從這個姿勢起身時，記得要緩緩往下滑，直到下背部放在瑜伽枕上，接著將雙腿放在椅子上，然後休息一分鐘再繼續下一個動作。

6. 準備好你可能會用到的瑜伽枕和瑜伽毯，然後開始進行仰臥橋式的第一種方式。也可以增加瑜伽眼枕來輔助放鬆。保持這個姿勢八分鐘。

7. 到椅子旁邊，進行以椅子輔助的前彎動作，練習它的第二種方式，每側保持三分鐘。如果你的髖部或膝蓋感到不舒服的話，記得用瑜伽毯或瑜伽磚將雙腿墊高。

8. 接著來到以瑜伽枕輔助的腹部朝下扭轉，每側保持三分鐘。可以將頭轉向與膝蓋相反的方向來加深扭轉，但記得不能勉強，一定要保持舒適。

9. 最後來到大休息。先在你的頭部後方放一塊瑜伽磚，讓沙袋的其中一半放在你的額頭上，另一半則放在瑜伽磚上。休息十五分鐘。要將沙袋移開時，記得不要拉扯到身體的任何部位。

長序列

練習時間：1 小時

所需輔具
- 瑜伽墊
- 伸展帶
- 椅子
- 兩個瑜伽枕
- 一到兩條瑜伽毯（摺成方形及長形）
- 瑜伽磚
- 瑜伽眼枕（可省略）
- 沙袋

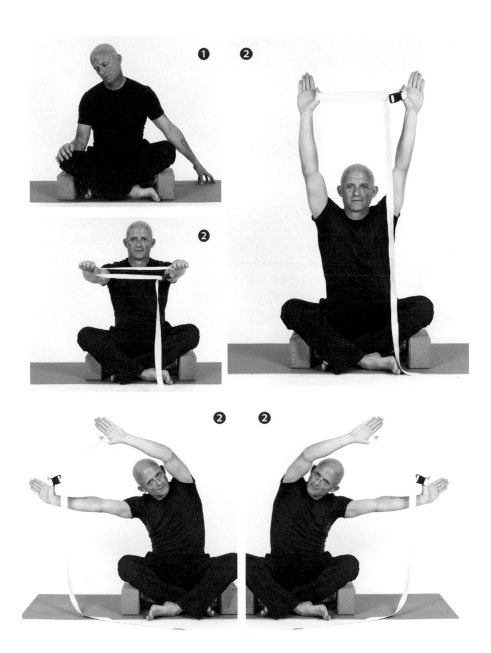

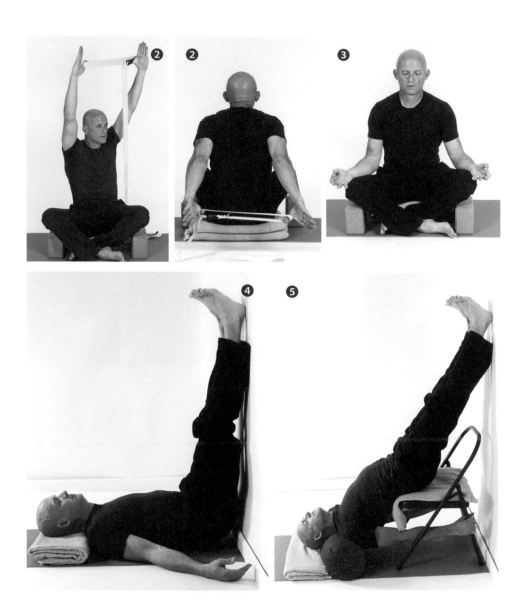

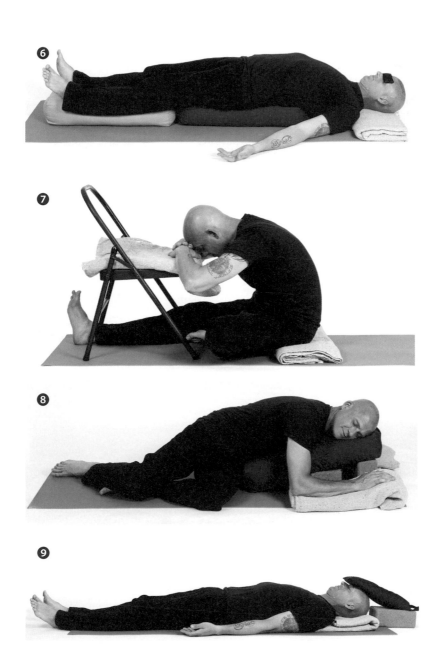

3. 癌症

藥物、手術和其他治療的壓力，往往容易讓癌症患者在身心方面感到不知所措。修復瑜伽最有益的效果之一，就是它可以幫助人們更加認識自己的身體，並了解各種不同的身體機能。加深心靈與身體的聯繫，其實是一種效果驚人的方式，可以幫助癌症患者重新取回主導自我健康的感受。而具體來說，修復瑜伽對淋巴系統的影響特別有助於刺激癌症病患治療的過程。以下的序列可以幫助你的身體對抗疾病，也有助於你的康復。

▌做法

1. 透過練習兩分鐘感知呼吸法來讓自己進入專注狀態。
2. 接著伸展肩膀四分鐘。切記不能過度伸展。
3. 接著進入「利用瑜伽毯伸展三個部位」動作，每個動作進行兩分鐘，總共六分鐘。
4. 在椅子前面坐下來，進行以椅子輔助的前彎動作，練習它的第一種方式。保持這個姿勢三分鐘，換腳之後再保持三分鐘。
5. 然後來到以瑜伽枕輔助的靠牆抬腿式。將瑜伽枕墊在你的臀部下方，然後將瑜伽毯摺成長形墊在背部下方。保持姿勢五分鐘。
6. 最後來到大休息，休息十分鐘。將瑜伽毯攤開蓋在身上，並加上一個瑜伽眼枕會很有幫助。

短序列

練習時間：30 分鐘

所需輔具
- 瑜伽墊
- 伸展帶
- 兩條瑜伽毯（捲成長捲、摺成方形及長形、攤開）
- 椅子
- 瑜伽枕
- 瑜伽眼枕（可省略）

❶
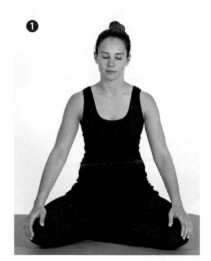

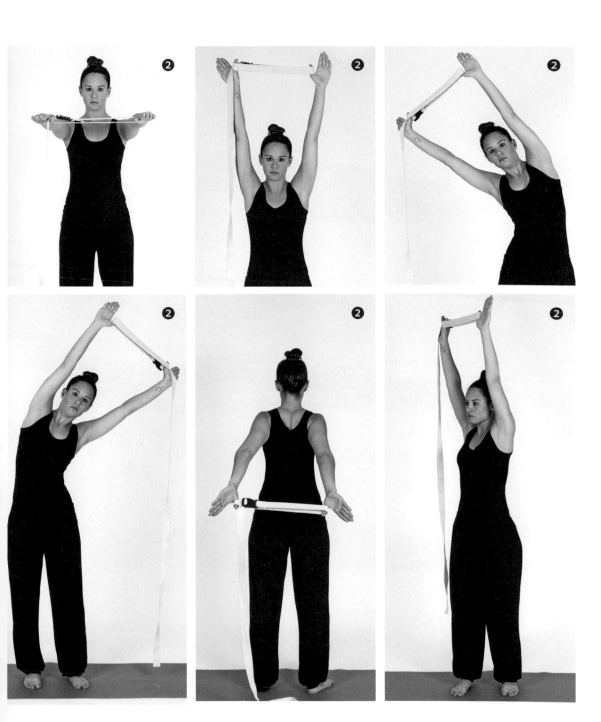

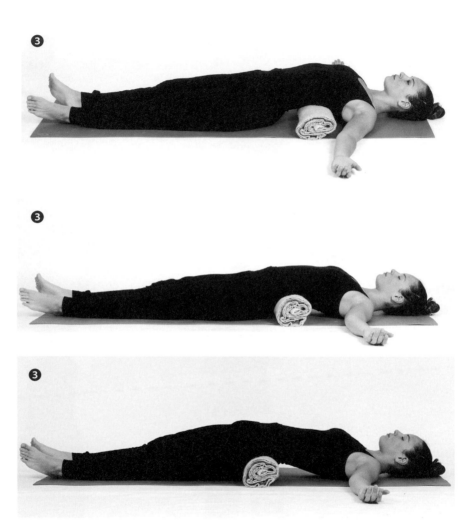

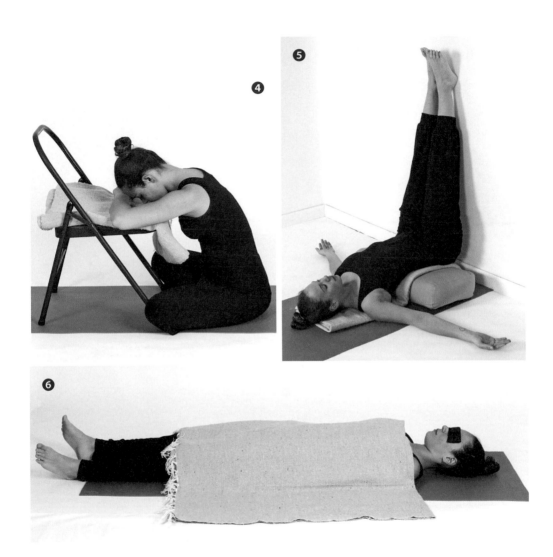

做法

1. 從感知呼吸法開始練習，同時，練習第四章中示範的白光觀想法。練習共五分鐘。

2. 接著進行面牆半三角前彎式，停留四分鐘。

3. 坐下來進行輔助束角式的第四種方式。將瑜伽枕斜靠在瑜伽磚上，然後兩邊膝蓋下方也墊一個瑜伽枕。用一條瑜伽毯將自己包裹起來。保持這個姿勢十分鐘或更久。

4. 接著進行敞胸式，如果頸部需要支撐的話記得要多利用輔具。保持這個姿勢十分鐘。

5. 然後來到以椅子輔助的前彎動作，練習它的第一種方式。盤腿坐著三分鐘，換腳後再保持三分鐘。

6. 找來第二張椅子，設置以雙椅輔助的船式。保持這個姿勢十分鐘。

7. 最後來到大休息。同時，運用第四章中示範的睡眠瑜伽方法，專注於放鬆身體的各個部位。休息十五分鐘。另外將瑜伽毯攤開蓋在身上，並加上一個瑜伽眼枕來加深放鬆。

長序列

練習時間：1 小時

所需輔具

- 瑜伽墊
- 兩個瑜伽枕
- 兩張椅子
- 兩到四條瑜伽毯（對摺、摺成靠頭枕狀、方形及長形）
- 兩塊瑜伽磚
- 瑜伽眼枕（可省略）

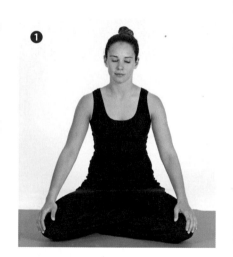

瑜伽知識

不要練習得太過頭。如果你累了，就要傾聽身體的聲音，減少序列中的姿勢，或縮短保持在姿勢中的時間。要時時記得不能給自己壓力，並放鬆身體的每一個動作。此外，手術後至少兩週內不要進行任何瑜伽練習。

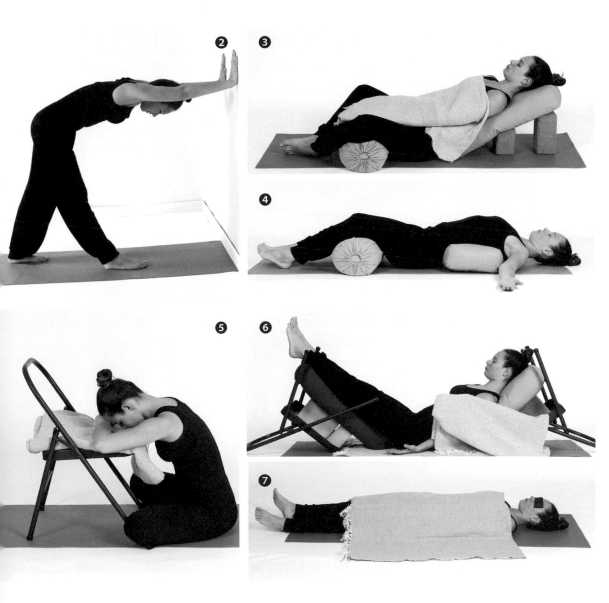

4. 骨質疏鬆及骨質缺乏症

短序列

練習時間： 30 分鐘

修復瑜伽是緩解骨質疏鬆和骨質缺乏症的好方法之一，功效就是減少體內緊繃的壓力。我們一般所知是重量訓練有助於增加骨質密度，進而能減緩骨質疾病惡化，但現在也有研究指出，降低體內皮質醇水平也有助於減緩骨質疏鬆症的惡化，因為當皮質醇水平過高，會使骨質密度驟減。

所需輔具
- 瑜伽墊
- 兩個瑜伽枕
- 沙袋
- 瑜伽毯（摺成靠頭枕狀）
- 瑜伽眼枕（可省略）

以下序列將幫助你減少體內緊繃的壓力，進而降低皮質醇水平。修復瑜伽還可以幫助骨質疏鬆的病人更加小心謹慎，太過大意是加劇骨質疏鬆症狀的重要因素之一。當你變得更加仔細，你也會更加注意自己身體和周遭環境，進而減少跌倒和受傷的機率。當然，修復瑜伽為無法練習動態瑜伽的人提供了一個練習的選擇。這些姿勢都對身體非常地溫和，不過就像前面說的，不要給自己任何壓力，重點是一定要保持放鬆，減少身體的緊張感。

▌做法

1. 從仰臥橋式的第一種方式開始，保持這個姿勢十分鐘。
2. 來到嬰兒式的第一種方式。將一個沙袋放在背上。有時候自己很難將沙袋放好，可以請旁邊的人幫忙你。保持這個姿勢十分鐘。
3. 來到地板上進入大休息。將沙袋放在你的腹部上，休息十分鐘。也可以將瑜伽毯攤開蓋在身上，並加上一個瑜伽眼枕來加深放鬆。

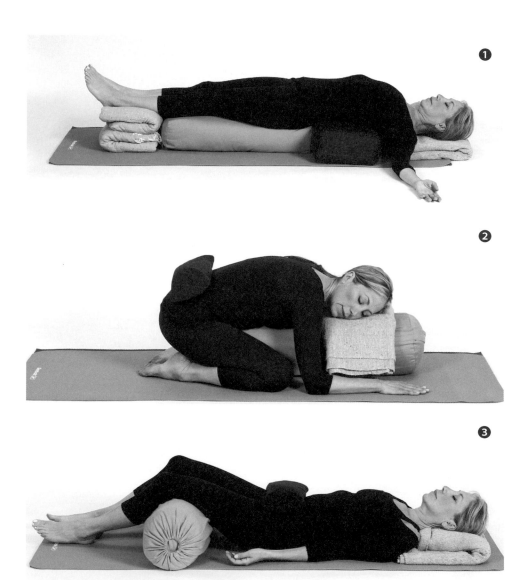

做法

1. 先從面牆下犬式開始，保持姿勢四分鐘。

2. 繼續面向牆壁，進行面牆半三角前彎式。每側保持兩分鐘。

3. 接著來到地板上，來到靠牆抬腿式。將一個沙袋放在你的腳掌上。保持這個姿勢十分鐘。結束這個姿勢時，小心地將沙袋拿下來，不要讓自己拉傷了。

4. 來到嬰兒式的第一種方式。將一個沙袋放在你的背上，保持姿勢十分鐘。

5. 接著進行側邊伸展，以一個瑜伽枕輔助。先朝向右側，保持四分鐘，接著換成左側，再保持四分鐘或更久。

6. 翻個身，讓自己腹部朝下，來到將瑜伽枕置於髖部的腹部朝下動作。保持這個姿勢八分鐘。

7. 最後來到大休息。將一個沙袋放在腹部上。休息十五分鐘，讓自己深度放鬆。也可以加個瑜伽眼枕讓自己更舒適。

長序列

練習時間：1 小時

所需輔具

- 瑜伽墊
- 兩個瑜伽枕
- 兩塊瑜伽磚
- 沙袋
- 兩條瑜伽毯（摺成靠頭枕狀及長形）
- 瑜伽眼枕（可省略）

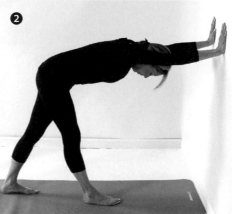

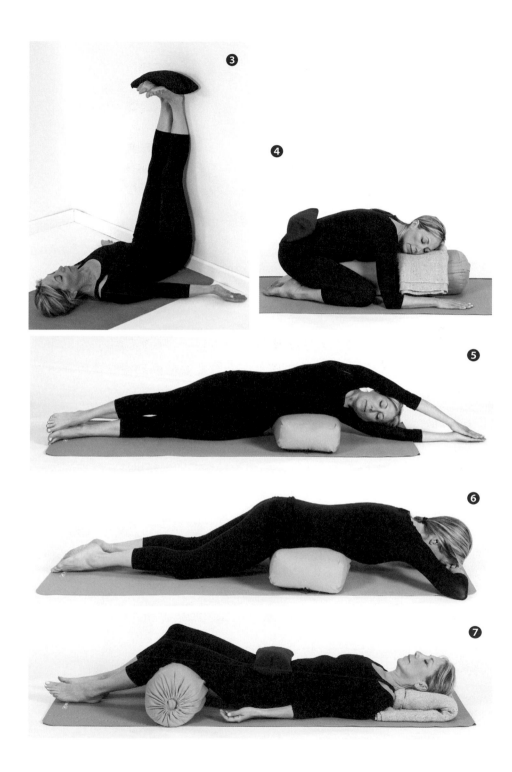

5. 時差

短序列

練習時間：40 分鐘

所需輔具

- 瑜伽墊
- 伸展帶
- 椅子
- 兩個瑜伽枕
- 兩條瑜伽毯（摺成方形及長形）
- 瑜伽眼枕（可省略）

　　如果你經常搭飛機旅行，就知道航空旅行會帶來不少麻煩。長時間坐在狹窄的座位上，會使你的身體受到壓迫，下飛機之後，你會因此而身體疼痛，甚至消化不良。此外，跨時區旅行還會干擾你的生理時鐘，並對你的睡眠造成嚴重的負面影響。幸好，修復瑜伽可以幫助你恢復正常的睡眠節奏，打開你的身體，並釋放身體的緊繃感，讓身體回到正常運作。以下的序列著重於伸展和打開身體在旅行過程中遭到擠壓的區域，並讓你感到更加踏實。這些姿勢會用到的輔具，你都可以在飯店裡找到替代品（有必要時，你還可以即興發揮）！

▍做法

1. 先伸展肩膀幾分鐘，長途旅行之後伸展肩膀總是很有幫助。
2. 來到椅子前，進行以椅子輔助的前彎姿勢，練習它的第二種方式，先保持六分鐘，換腳之後再保持六分鐘。
3. 將兩個瑜伽枕交疊在一起放在地上，練習十字枕式。保持這個姿勢八分鐘。
4. 接著來到靠椅抬腿式。記得要在臀部下方墊一個瑜伽枕，保持這個姿勢十分鐘，釋放髖部和骨盆剩餘的壓力。
5. 最後來到地上大休息十分鐘。

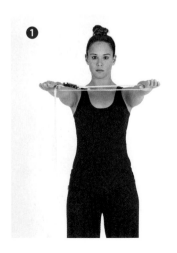
❶

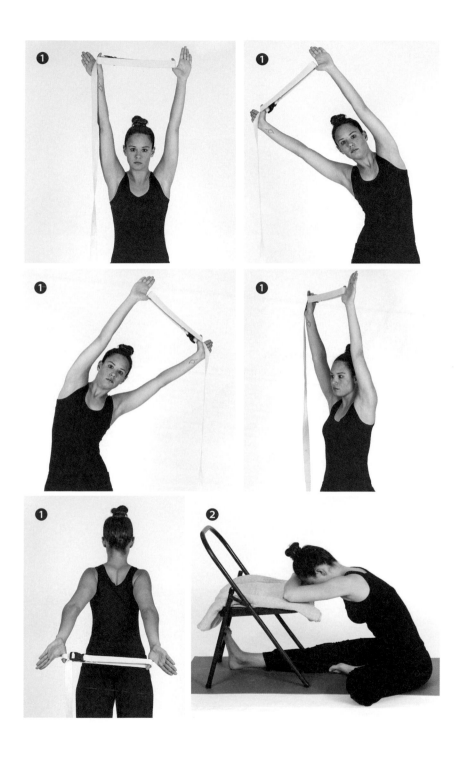

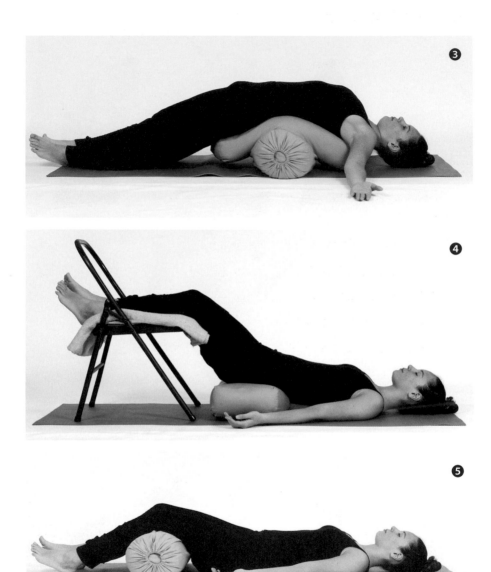

做法

1. 來到牆邊進行靠牆抬腿式。保持這個姿勢十二分鐘。

2. 運用伸展帶來練習輔助束角式的第三種方式。保持姿勢十分鐘。

3. 來到剪刀腳腹部朝下扭轉，每側保持三分鐘。

4. 接著來到以瑜伽枕輔助的鴿式。先保持姿勢六分鐘，接著換腳再保持六分鐘。

5. 來到坐姿扭轉的第一種方式。試著專心地深深吸氣，然後在扭轉時進行完整的扭轉動作。之後每側扭轉要保持至少三個吸吐。

6. 最後進入大休息，總共休息十五分鐘。將一個沙袋放在肚子上，會幫助你感到踏實。也可以運用瑜伽眼枕來加深放鬆。

長序列

練習時間：1小時

所需輔具
- 瑜伽墊
- 兩個瑜伽枕
- 兩條瑜伽毯（摺成手風琴狀）
- 兩個瑜伽磚
- 沙袋（可省略）
- 瑜伽眼枕（可省略）

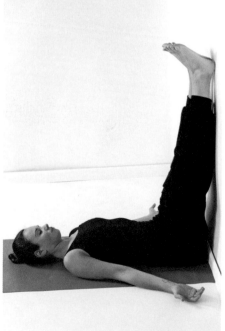

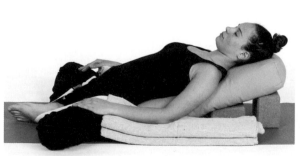

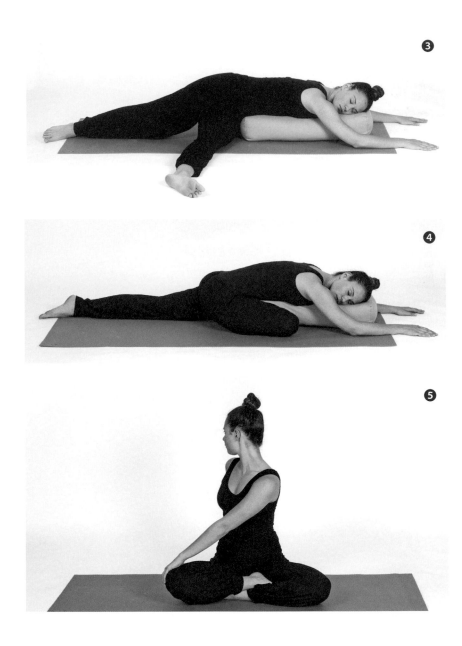

6. 肌肉痠痛

短序列

練習時間：40 分鐘

所需輔具
- 瑜伽墊
- 瑜伽枕
- 兩條瑜伽毯（摺成窄長形、靠頭枕狀、長形）
- 兩塊瑜伽磚
- 瑜伽眼枕（可省略）

「假日戰士」們，你知道的，每到周末，你可能早上七點去跑步或上飛輪課，然後下午參加籃球比賽，或跟朋友一窩蜂地去打高爾夫球，還有諸多數不完的活動。如果適度運動，你的身體狀態當然會令你感到非常滿意，但是如果你過度使用它，它可就會背叛你了。隨著年齡增長，要從過度運動中恢復過來會越來越困難，甚至一直到了周間你都還會感到肌肉痠痛。幸好，修復瑜伽讓你疲憊、痠痛的肌肉恢復活力，並幫助你繼續「戰鬥」下去。以下的修復瑜伽序列周間平日也可以完成，較長的序列就留在周末練習吧。

▎做法

1. 從輔助束角式的第五種方式開始練習，保持這個姿勢十分鐘。
2. 來到牆邊練習以瑜伽枕輔助的靠牆抬腿式。保持這個姿勢十分鐘，感覺腿部恢復血液循環。
3. 用嬰兒式的第一種方式來休息六分鐘。
4. 接著來到以瑜伽枕輔助的腹部朝下扭轉，每側保持三分鐘。
5. 最後來到大休息，在膝蓋下方墊一個瑜伽枕。休息十分鐘，也可以運用瑜伽眼枕來加深放鬆。

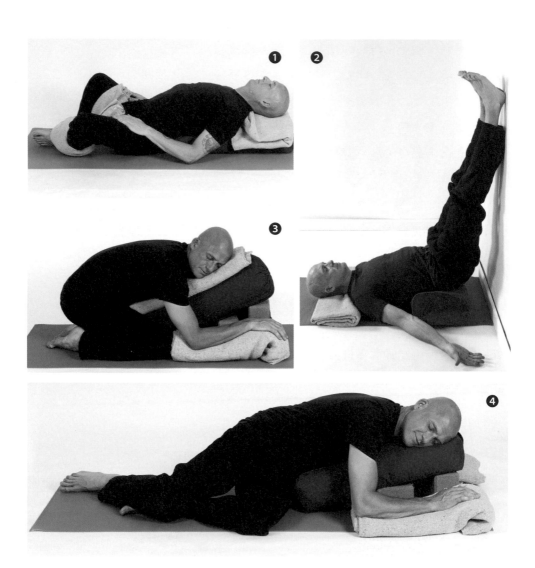

做法

1. 從抵牆貓牛式開始進行，注意牛式時吸氣，貓式於吐氣。練習兩分鐘。

2. 運用伸展帶來輔助仰臥手抓腳式。平躺在地上時，兩條腿都是伸直的，將一條腿向上打直，然後再往旁邊打開並越過身體，每一個動作各一分鐘。然後換另一條腿，重複以上步驟。

3. 坐起來將每種肩膀伸展方式都練習一次。

4. 躺下來進入到「利用瑜伽毯伸展三個部位」的動作，每一個部位保持兩分鐘。

5. 來到輔助束角式的第一種方式，將瑜伽毯捲好墊在腿部下方。頭部下方也可以墊瑜伽毯。保持這個姿勢十分鐘。

6. 接著進行腹部扭轉式。每側保持三分鐘。

7. 來到扇式，保持六分鐘。可以增添任何輔具，讓自己感到舒適。

8. 換到以瑜伽枕輔助的靠牆抬腿式，保持十分鐘。

9. 來到地板上，進入大休息。可以為腿部增添瑜伽枕並綁上伸展帶來放鬆，也可以蓋上瑜伽眼枕。休息十分鐘。

所需輔具
- 瑜伽墊
- 伸展帶
- 三條瑜伽毯（摺成長形、小方形及捲成長捲）
- 兩個瑜伽枕
- 兩塊瑜伽磚
- 瑜伽眼枕（可省略）

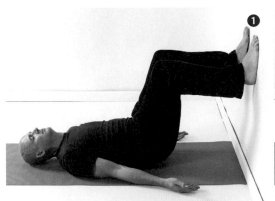 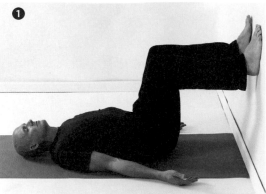

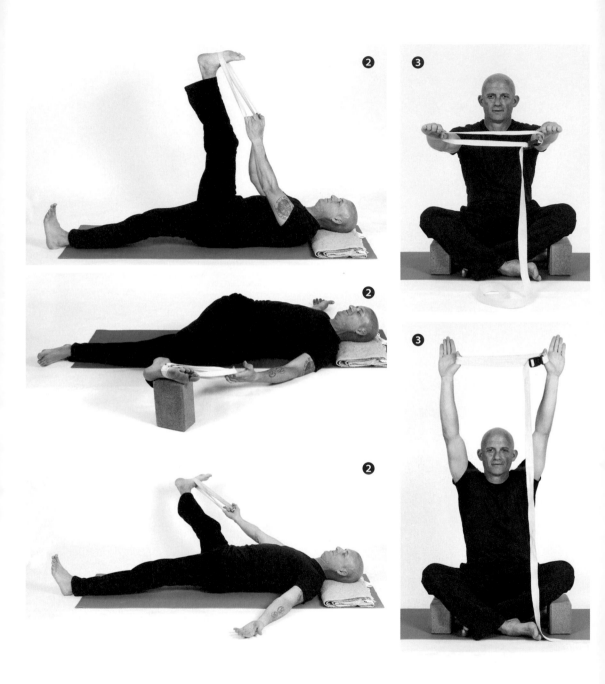

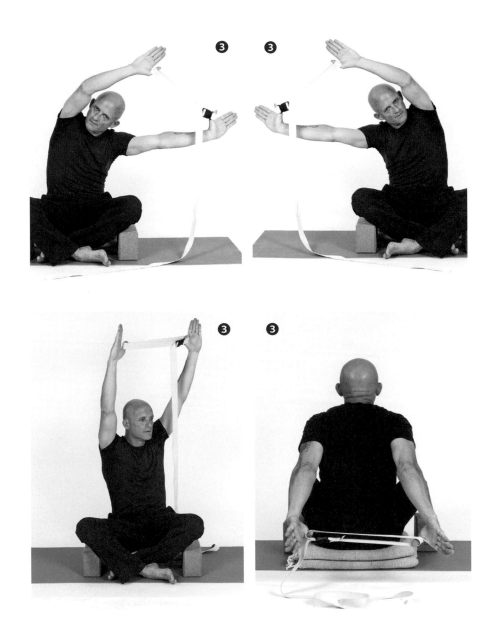

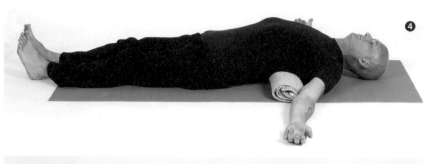

❹

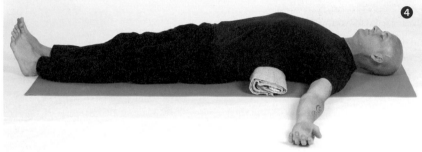

❹

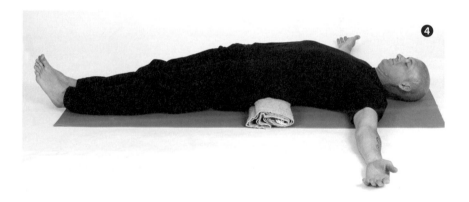

❹

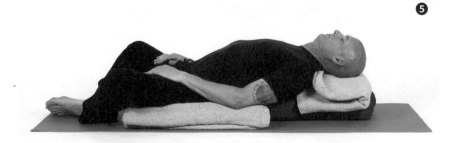

❺

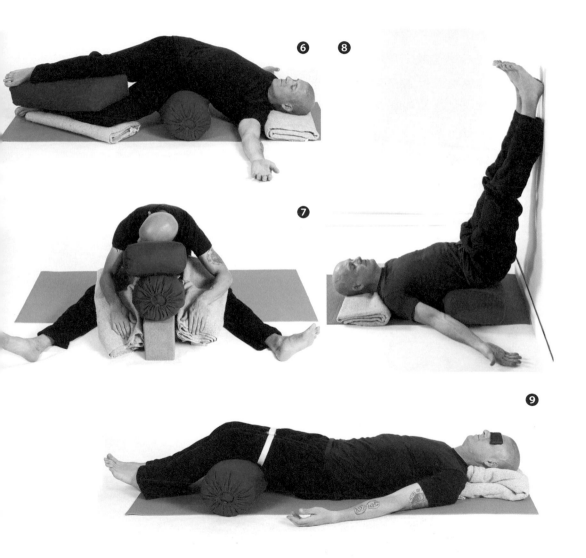

6 **8**

7

9

7. 減重

短序列

練習時間：30 分鐘

所需輔具

• 瑜伽墊
• 兩條瑜伽毯（摺成小方形、方形、靠頭枕狀及捲成長捲）
• 椅子
• 瑜伽眼枕（可省略）

越來越多的人在這個步調快速的社會中成為壓力的「犧牲品」，而且還會因此變胖。當我們神經緊張時，控制我們「戰或逃反應」的交感神經系統會發生複雜的變化，促使你的身體分泌異常激素，這些激素的功能是快速吸收能量來源，於是就導致了你就算不是真的餓了也食欲大開，因為你的身體試圖補充能量，你便開始吃東西。幸好，修復瑜伽可以幫助減重，因為它有助於減輕壓力，並重新平衡你身體的荷爾蒙系統。修復瑜伽還可以創造正念，幫助你抑制食欲和控制你的選擇。以下的序列著重於減少壓力和刺激消化系統。最重要的是，無論你的體質如何，每個人都可以練習。

做法

1. 從停頓呼吸法開始，練習大約五分鐘。
2. 進入到「利用瑜伽毯伸展三個部位」的動作，每一個部位保持兩分鐘。
3. 來到椅子前，進行以椅子輔助的前彎姿勢，練習它的第一種方式，先保持六分鐘，換腳之後再保持六分鐘。
4. 然後躺下來進入靠椅抬腿式，放鬆保持姿勢十二分鐘。
5. 來到地板上，進入大休息。也可以運用瑜伽眼枕來加深放鬆。

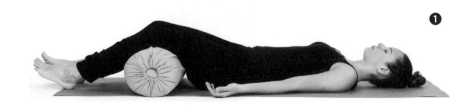

❶

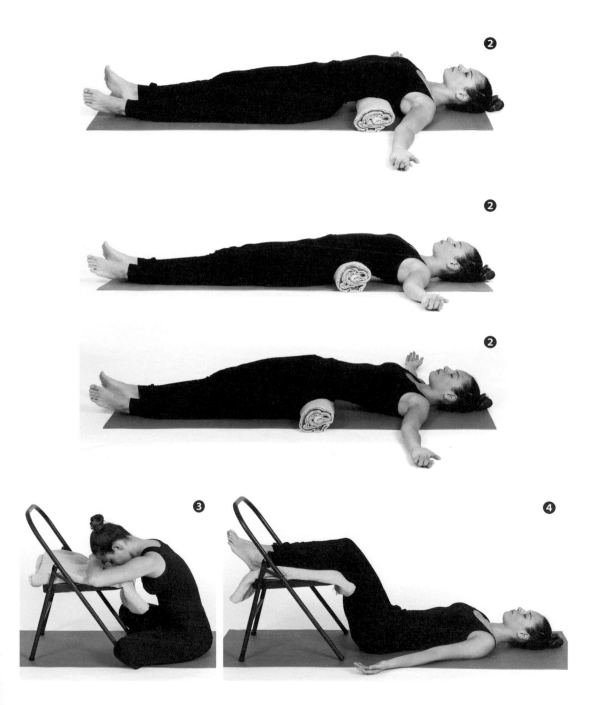

做法

1. 從停頓呼吸法開始，練習大約五分鐘。

2. 來到面牆半三角前彎式，每側保持兩分鐘。

3. 再來到魚式，保持八分鐘。

4. 來到以瑜伽枕輔助的腹部朝下扭轉，每側保
   持三分鐘。

5. 然後躺下來進入到以瑜伽枕輔助的靠牆抬腿
   式，放鬆保持姿勢十分鐘。

6. 最後進行側臥大休息。休息十五分鐘，也可
   以運用瑜伽眼枕來加深放鬆。

長序列

練習時間：1 小時

所需輔具

- 瑜伽墊
- 兩條瑜伽毯（摺成方形）
- 兩個瑜伽枕
- 椅子
- 瑜伽眼枕（可省略）

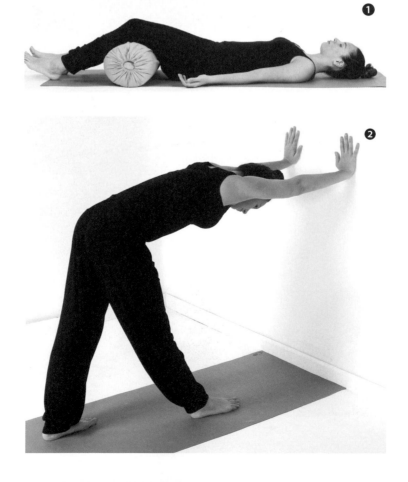

❶

❷

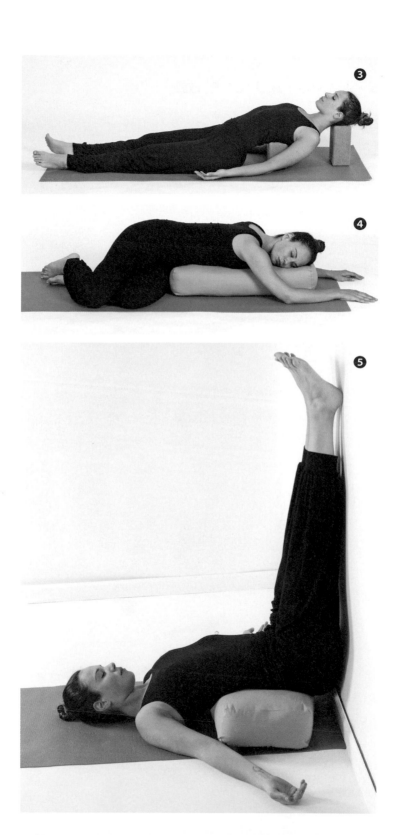

結語

接下來該怎麼做？

「你的身體比你的靈魂更有智慧。」
—— 德國哲學家 尼采

你已經認識了姿勢，也認識了序列。你已經稍微懂得如何練習，並且也大致了解了修復瑜伽的內涵。那麼，接下來呢？

如果你只是想要簡單地把修復瑜伽融入在你的生活中，對於自己著手開始進行序列編排可能會感到有點困難。但這依然是一件你自己在家就能做到的事情。我希望當你開始練習姿勢和序列之後，你會漸漸發現某些姿勢與你的身體和心靈特別契合。將這些姿勢組合起來，創造出能進一步與你產生共鳴的序列吧。

以下是一些可以幫助你自己進行探索的小提示：

- 從讓你感到舒適的動作開始。
- 練習那些會讓你感覺很舒服的動作，不僅是當你保持姿勢的期間裡，還有練習完之後，都要感覺舒服。
- 如果你沒有特定練習的目標，只是想保持舒適，可以包含以下動作：
- 一個後彎
- 一個扭轉

- 一個前彎
- 一個倒立
- 大休息
- 從每個類別中選擇一個動作練習是最不會出錯的編排方法。
- 讓自己感到被支撐！根據你的需要，盡可能使用更多適合你的輔具，從比較基礎的開始，然後再繼續前進。
- 一旦不舒服，就趕快終止姿勢，並隨時調整自己，因為只要不舒服，就會無法放鬆。每個姿勢都可以因應每個人的不同需求而有變化，有時可以使用更少的輔具，有時則可以使用更多。有時候，為特定症狀設計的姿勢並不一定適合你，如果有這種情況出現，可以選擇同一類別的姿勢，會讓你在保持姿勢時感到舒服一些。舒適是修復瑜伽最重要的一點。
- 保持在姿勢中久一些，直到你感到舒適和放鬆。

　　簡而言之，就是這樣了！試著編排序列，從書中的姿勢中挑出你喜歡的來調整和設計。最重要的是，盡可能地多多在你的瑜伽墊上練習！

中心思想

Abhyasa vairagya abhyam tan nirodhah
瑜伽的狀態是通過持續練習（abhyasa）和心無旁騖（vairagya）的平衡來實現的。

致謝

現在我幾乎已經想不起過往那段困難的時光，那時我曾被生活牽著走，而且感受不到被支持。

我非常感謝我的父親，他一直引導著我去做我所喜愛的事情。他一直是我生命的嚮導、老師和很棒的父親。言語永遠無法表達我對你的愛和重視。

感謝我的丈夫史蒂文，他是我生命的基石、我的鼓舞者、我的知己和最好的朋友。如果沒有你的支持，我的生活將永遠不會達到現在的狀態，我很幸運生命中有你。我非常愛你。

我的瑜伽練習之路，是好幾年前因為提姆‧艾特肯的鼓勵而開始的。提姆是一位出色的治療師，他甚至說總有一天我會寫一本書。於是，我就付諸實踐了，而且這實踐的道路上，受到許多人的鼓舞。

我剛開始練習的瑜伽老師們，艾倫‧芬吉、珍妮絲‧凡翠斯卡、德魯‧肯恩和喬安娜‧肯恩，因為認識了你們，點燃了我體內的一團火焰，讓我能夠持續為瑜伽這一項不可思議的知識持續努力。艾蜜莉‧巴頓是第一個介紹我認識修復瑜伽的人。茉蒂絲‧拉薩特在知識上幫助了我許多，使我現在成為一位老師，讓我能持續耕耘瑜伽的智慧，並且與他人分享。當我準備好的時候，溫寇拉走進了我的生活，你教會了我許多，我知道你將會教導我更多。你的友誼是一項禮物。琴‧艾倫弗增進了我對艾揚格瑜伽的認識，你無私地與我分享你所知道的知識，你既是老師也是朋友。加布里埃‧哈爾彭和科菲‧布西亞，你們對知識的渴望以及分享的熱誠打動了我，

270

我永遠感激你們。最後，我要感謝瑪莎·溫尼，我和她一起學習兒童瑜伽，她幫助我更加認識自己，並且一直是我的榜樣，教導我成為一個善良的人。

感謝我的「Om Sweet Om」大家庭。學生、老師和同仁們，沒有你們，就不可能有這本書。感謝我的客戶，他們豐富了我作為一名瑜伽老師的生活，並且幫助我創作出這本書，讓我能幫助其他人自主學習。真希望我可以列出你們所有人的名字，你們永遠在我心中。

艾莉卡·法茲拉尼、里歐娜·吉姆、愛胥麗·卡普蘭、大衛·歐塔維諾、艾倫·艾德曼、愛蓮娜·里特、史帝芬·葛斯曼、莉茲·拉查，沒有你們我就做不到這一切！謝謝你們撥空為這本書作示範！

感謝我的姊妹蕾絲莉·卡翰一直全心支持我，也感謝這段過程中所有支持我的朋友和家人，有太多的名字要提到，我深怕會不小心遺漏了一些人。如果你是我的朋友，就知道我有多感謝你。

謝謝你，我的孩子。他們一直都明白我對知識有著深層的渴望，並且渴望與人們分享我所學到的知識。艾利克斯和丹尼爾，你們讓我充滿了愛。

最後，感謝大衛·諾斯邦鼓勵我寫這本書。感謝亞當媒體出版社的整個團隊幫助促成這本書，還有布蘭妮，沒有你的幫助，就不會有這本書。

高寶書版集團
gobooks.com.tw

HD 099

腰痠背痛的人最需要的修復瑜伽：
每天10分鐘舒緩下背痛、肩頸僵硬，終結所有身心疲累
Restorative Yoga for Life:
A Relaxing Way to De-stress, Re-energize, and Find Balance

作　　者　蓋爾‧布爾斯坦‧格羅斯曼（Gail Boorstein Grossman）
譯　　者　劉佳澐
主　　編　吳珮旻
責任編輯　蕭季瑄
封面設計　黃馨儀
內頁排版　趙小芳
企　　劃　鍾惠鈞

發 行 人　朱凱蕾
出　　版　英屬維京群島商高寶國際有限公司台灣分公司
　　　　　Global Group Holdings, Ltd.
地　　址　台北市內湖區洲子街88號3樓
網　　址　gobooks.com.tw
電　　話　（02）27992788
電　　郵　readers@gobooks.com.tw（讀者服務部）
　　　　　pr@gobooks.com.tw（公關諮詢部）
傳　　真　出版部（02）27990909　行銷部（02）27993088
郵政劃撥　19394552
戶　　名　英屬維京群島商高寶國際有限公司台灣分公司
發　　行　英屬維京群島商高寶國際有限公司台灣分公司
初版日期　2018年10月

RESTORATIVE YOGA FOR LIFE: A Relaxing Way to De-stress, Re-energize, and Find Balance
by Gail Boorstein Grossman
Copyright © 2015 by Gail Boorstein Grossman
Complex Chinese translation copyright © (2018) by Global Group Holdings, Ltd.
Published by arrangement with Adams Media, an Imprint of Simon & Schuster, Inc.
through Bardon-Chinese Media Agency
ALL RIGHTS RESERVED

國家圖書館出版品預行編目（CIP）資料

腰痠背痛的人最需要的修復瑜伽：每天10分鐘舒緩下背痛、肩頸僵
硬,終結所有身心疲累/ 蓋爾‧布爾斯坦‧格羅斯曼(Gail Boorstein
Grossman)著；劉佳澐譯. -- 初版. -- 臺北市：高寶國際出版：
高寶國際發行, 2018. 10
　　面；　公分. --（HD 099）

ISBN 978-986-361-550-7（平裝）

譯自：Restorative yoga for life : a relaxing way to de-stress,
　　　re-energize, and find balance

1.瑜伽　2.健康法

411.5　　　　　　　　　　　　　　　　　　　　107015327

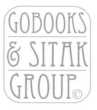